骨科与风湿科病案
精选 100 例

100 Cases
in Orthopaedics and Rheumatology

主　编　Parminder J. Singh
　　　　Catherine Swales
主　审　史建刚　徐沪济
主　译　缪锦浩　吴　歆
译　者（以姓氏笔画为序）
　　　　王　波　卢红娟　叶倩仪　牟　兴
　　　　张　宇　赵　娟　顾苏熙　符培亮
　　　　鹿　楠

U0293928

中原出版传媒集团
中原传媒股份公司

河南科学技术出版社

·郑州·

内容提要

本书以骨科及风湿科的经典病例为引导，内容围绕骨骼肌肉系统的疾病表现、诊断治疗及康复预后展开，通过鲜活的病例，详述临床诊疗思维、诊断、鉴别诊断、治疗原则和处理方法等。本书内容翔实、讲解简明扼要，从临床病例出发，以临床实践为核心，将生动的病例与临床思维、诊疗常规等结合起来，通过病例阐明疾病特点及各种临床问题。本书适合各级骨科及风湿科医师阅读使用参考。

图书在版编目（CIP）数据

骨科与风湿科病案精选100例 / (澳) 帕敏德·辛格 (Parminder J. Singh), (英) 凯瑟琳·斯韦尔斯 (Catherine Swales) 主编; 缪锦浩, 吴歆主译. —郑州: 河南科学技术出版社, 2022.4
ISBN 978-7-5725-0749-6

Ⅰ.①骨… Ⅱ.①帕… ②凯… ③缪… ④吴… Ⅲ.①骨疾病–病案–汇编②风湿性疾病–病案–汇编 Ⅳ.①R68②R593.2

中国版本图书馆 CIP 数据核字（2022）第 032591 号

出版发行：河南科学技术出版社
　　　　　北京名医世纪文化传媒有限公司
　　　　　地址：北京市丰台区万丰路 316 号万开基地 B 座 115 室　　邮编：100161
　　　　　电话：010–63863168　63863186
策划编辑：张利峰　梁紫岩
文字编辑：韩　志
责任审读：周晓洲
责任校对：张　娟
封面设计：吴朝洪
版式设计：吴朝洪
责任印制：程晋荣
印　　刷：河南省环发印务有限公司
经　　销：全国新华书店、医学书店、网店
开　　本：710mm×1010mm　1/16　　**印张**：16·彩页 4 面　　**字数**：320 千字
版　　次：2022 年 4 月第 1 版　　2022 年 4 月第 1 次印刷
定　　价：108.00 元

主审简介

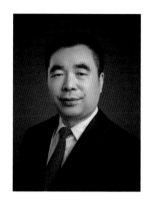

史建刚 教授、主任医师、博士生导师。上海市领军人才，入选上海市卫生系统"新百人"计划。任中国医药教育协会骨科专业委员会副主任委员兼脊柱分会主任委员，中华医学会骨科学分会脊柱学组委员，解放军医学科学技术委员会骨科专业委员会脊柱学组委员，解放军第十届医学科学技术委员会卫生装备学专业委员会常务委员。任《中华医学杂志》通讯编委，《JBJS 杂志》中文版通讯编委，《脊柱外科杂志》常务编委。现任海军军医大学附属长征医院骨科脊柱二病区主任。

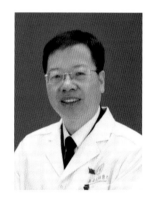

徐沪济 教授、"千人计划"国家特聘专家、国家"973 计划"首席科学家、上海市领军人才、上海市优秀学科带头人。曾先后担任中华医学会风湿病学分会副主任委员、中国医师学会风湿免疫科分会副会长、解放军科学技术委员会免疫学专业委员会副主任委员、上海市医学会风湿病专科分会主任委员。现任海军军医大学长征医院内科教研室主任和风湿免疫科主任，兼任清华大学临床医学院常务副院长。徐沪济教授长期致力于风湿免疫疾病的临床实践和基础研究，在风湿病的转化医学研究中取得了多项突破，研究成果在 *Nature*、*Annals of the Rheumatic Diseases*、*Lancet Rheumatology* 等期刊发表论文 230 余篇，先后获得上海市医学科技奖 1 项、上海市科技进步奖 1 项。

主译简介

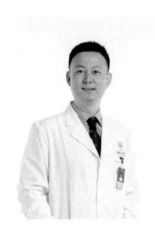

  缪锦浩 男，医学博士，现为海军军医大学附属长征医院脊柱外科副教授、副主任医师、硕士生导师。1999年考入第二军医大学，师从我国著名脊柱外科专家陈德玉教授，从事脊柱退变性疾病及脊柱创伤的诊治。近年来，在史建刚教授、陈德玉教授指导下，所在团队在国际上首创了针对严重后纵韧带骨化症的颈前路椎体骨化物整体前移术（ACAF），为这一疑难疾病的诊治提供了中国方案。多次至加拿大、英国、美国介绍该技术，并在2018年世界骨科大会上做主题演讲。

  担任中国研究型医院学会脊柱外科专业委员会青年委员，上海市中西医结合学会脊柱专业委员会委员，上海市中西医结合学会微创骨科专业委员会委员，上海市医学会浦东新区脊柱专业委员会委员，AOSPINE会员，北美脊柱外科学会（NASS）会员，《临床军医杂志》编委、《脊柱外科杂志》通信编委。参编《现代骨科学》《现代脊柱外科学》等多部骨科专著。

  曾赴美国路易斯维尔Leatherman脊柱中心、德国Werner-Wicker医院脊柱外科、美国华盛顿大学Harborview Medical Center脊柱外科、英国诺丁汉大学医院Queen Medical Center脊柱外科进修。2017年获得《中华骨与关节外科杂志》举办的金手奖骨科手术病例邀请赛脊柱专业华东赛区二等奖；2019年获得上海市脊柱外科青年医生临床创新能力总决赛一等奖。

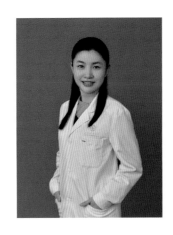

吴歆 女，医学博士，海军军医大学附属长征医院风湿免疫科副教授、副主任医师、硕士生导师。现为中华医学会风湿病学分会青年委员会副主任委员、中国医师协会风湿免疫科医师分会青年委员会副主任委员、上海医学会风湿病学分会委员兼秘书。长期从事风湿免疫性疾病的临床实践及发病机制研究，尤其擅长强直性脊柱炎、类风湿关节炎、系统性红斑狼疮等风湿免疫性疾病的诊治及免疫遗传学研究。曾赴澳大利亚昆士兰大学访问学习。发表学术论文61篇，其中在本专业权威期刊发表SCI收录论文34篇。参编专著12部。以第一负责人身份承担基金项目8项，包括国家自然科学基金3项、973子课题1项等。2013年获上海市医学科技奖1项，2017年获上海市卫生计生行业青年五四奖章，2019年获上海市科技进步奖1项。

序一

　　过去的二三十年，是我国临床医学的高速发展期，尤其是国内的骨科专业，临床诊疗水平已得到世界认可。近年来，我们团队还在脊柱外科领域首先提出了多个原创性技术。我们在国际上首先提出了"脊髓原位减压理论"，首创了颈椎前路可控骨化物复合体前移技术（ACAF技术），实现了严重颈椎后纵韧带骨化的前路安全的直接减压，结束了既往骨化范围超过3个节段为前路手术禁忌的历史；首次实现了枢椎后方严重骨化的前路直接减压，结束了该部位骨化症以往只能后路间接减压的历史；首创了胸椎严重后纵韧带骨化的后路前移技术，结束了胸椎严重后纵韧带骨化症传统术式减压不彻底，神经损伤风险高的历史。本书译者缪锦浩等青年医师代表我们团队多次在国际大会上向全世界同行介绍了这些中国技术，为我国赢得荣誉。

　　然而所有的突破都无法离开坚实的基础，千里之行始于足下，医学的创新应立足于临床，应基于患者的需求，认真诊治每一例患者并从中汲取养分。当我看到《骨科与风湿科病案精选100例》这本书时，非常认可译者的出发点。本书是目前国外骨科与风湿科领域较好的专业工具书，紧密结合临床实际，精选了100例典型病例，详细介绍了病例特点，并引申相关知识点。骨科与风湿科关系密切，又称"骨外科"与"骨内科"，该书的翻译符合目前多学科协作的趋势，译者均是在临床一线的生力军，内容贴近实战，有助于年轻医师打破专业壁垒，夯实专业基础，填补了该类型图书在国内的空白。承接翻译任务的上海长征医院骨科、风湿免疫科均是重点科室，在国内外具有较高知名度，而且相关科室是上海市专科医师培训基地，我认为本书有成为培训主要辅导用书的潜力，是值得推荐的。

史建刚

中国医药教育协会骨科专业委员会脊柱分会主任委员

上海长征医院脊柱二病区主任

序二

  风湿病是现代医学发展的奠基，公元前 5 世纪西方医学之父希波克拉底就有关于痛风临床表现的记载。同时他也提出饮用柳树皮的浸泡液来缓解疼痛，这是医药史上经典药物阿司匹林的雏形。1684 年，安东尼·列文虎克就首先描述了痛风石的显微镜外观，并为后续血清学尿酸检测奠定了研究基础。这些都是古典风湿病学在西方形成的标志。骨科也是当今医学中古老的学科之一，源起于欧洲中世纪，也经历了数个世纪的发展。但我国风湿病学的发展真正起步于 20 世纪 80 年代，两个学科在诸多方面都有着千丝万缕的联系。比如临床症状的交叉，都涉及骨骼肌肉关节系统；疾病认识的转化，从关节症状的发病机制发现自身免疫紊乱在其中发挥至关重要的作用；治疗相互支撑，风湿科治疗改善症状和稳定病情，骨科矫治治疗提高生活质量等。正是为了帮助和指导临床医师了解和掌握两个学科许多疾病的临床特点，我们为同行引入翻译此书并付梓。

  该书的编写特色是以丰富的临床病例为导引，涵盖了骨科与风湿免疫科许多代表性病种，在层次感分明的分析中引出临床诊断并归纳总结，这会让读者在如同自己亲自接触病患的过程中逐渐认识到每一种疾病的相关特点。所以，我推荐此书给全国的风湿免疫科与骨科青年医师及有志于此的莘莘学子，也相信一定会对拓宽阅读者的临床诊治思路及水平大有裨益。

  该书汇集了众多同行的劳动成果及知识积累，在这里我们衷心地感谢该书原作者的辛勤工作与授权。感谢各位译者在繁忙的临床工作之余为本书的编译投入了大量的时间和精力，尤其感谢缪锦浩、吴歆两位教授为本书的策划、编撰付出的种种努力。敬请广大读者在阅读此书的过程中不吝赐教，若有疏漏，敬请批评指正。

徐沪济

海军军医大学长征医院内科教研室主任和风湿免疫科主任

清华大学临床医学院常务副院长

中文版前言

众所周知，骨科和风湿免疫科均是围绕骨骼肌肉系统来展开临床医疗工作的，尽管分属不同的二级学科，但疾病表现、诊断治疗及康复预后都有非常多的学科交叉内容。《骨科与风湿科病案精选100例》正是一部集骨科和风湿免疫科病例为一体的临床病例集，以便致力于骨骼肌肉系统及自身免疫系统相关专业的临床医师学习、体会及掌握，特别是通过一个个鲜活的病例，来引导临床医师形成规范的临床诊疗思维、诊断、鉴别诊断、治疗原则和处理方法等。

目前，很多参考书普遍存在着专业内容与医疗实践脱节的问题，使得初学者及在基层医院的医务工作者无所适从，无法在临床工作中正确地运用和掌握常见疾病的诊治和处理。即使是有临床经验的专科医师，也很难从教科书中体会完整病例所展现出的疾病全貌和复杂临床特性，无法形成对疾病的整体认识。基于此，本书从临床病例出发，以临床实践为核心，将生动的病例与临床思维、诊疗常规等结合起来，通过病例阐明疾病特点及各种临床问题，充分实现从书中来到临床中去的学习目的。

我们衷心感谢上海长征医院史建刚教授和徐沪济教授百忙之中为本书作序并提出宝贵的意见和建议。我们也非常感谢各位译者在本书编译过程中付出的努力和给予的支持。尽管付出十二万分的努力，但仍可能存在校译疏漏之处，希望广大读者予以批评指正。

缪锦浩　吴　歆
2021 年 7 月　于上海

致　谢

　　CS：在此感谢风湿病学、放射学和呼吸病学同事们的专业支持、建议和宝贵贡献。

　　PJS：我想把这本书献给和我一样致力于完成本书的我的妻子 Rowena 及孩子 Kieran 和 Angelina Singh。没有他们的支持和深厚的爱，这一切都是不可能的。我非常感谢他们的支持。我要感谢我的母亲 Gurbaksh Kaur 无尽的支持和爱让这一切成为可能。我很感激有机会写这本书，并感谢 Christopher Bulstrode 教授。最后我要感谢我最亲爱和最亲密的两个人朋友 Richard 和 Lisa Field，感谢他们在我整个职业生涯中提供的专业支持和指导。

目 录

上篇 骨 科

病例 1：新生儿膝关节疼痛   3

病例 2：非创伤性关节疼痛   6

病例 3：非创伤性髋关节疼痛   8

病例 4：青少年下肢肿物   11

病例 5：男孩的大腿肿块   13

病例 6：锁骨疼痛   16

病例 7：肱骨近端疼痛的老年妇女   18

病例 8：肘关节疼痛的男孩   20

病例 9：摔伤引起的腕关节疼痛   22

病例 10：摔伤导致的拇指疼痛   24

病例 11：摔伤导致的髋部疼痛   26

病例 12：车祸导致的膝关节疼痛   28

病例 13：肘关节肿痛的小女孩   30

病例 14：剧烈摔倒后大腿疼痛   33

病例 15：摔伤后腹股沟区域疼痛   35

病例 16：运动事故导致的小腿肿痛   38

病例 17：意外事故导致的膝关节肿痛   41

病例 18：腿部挤压伤   44

病例 19：交通事故导致的足部疼痛   47

病例 20：高处坠落导致的后足损伤   49

病例 21：脊柱弯曲   51

病例 22：严重腰痛   53

病例 23：儿童髋关节弹响   55

病例 24：7 岁男孩髋关节和大腿疼痛   58

病例 25：青少年髋关节疼痛   60

病例 26：老年男性腹股沟和臀部疼痛   62

病例 27：单侧髋关节疼痛   65

病例 28：膝关节肿痛   67

病例 29：膝关节后侧肿胀   69

病例 30：年轻男子膝关节轻微肿胀   71

病例 31：老年妇女的非创伤性膝关节疼痛   74

病例 32：年轻人膝关节不稳   77

病例 33：踝关节损伤   79

病例 34：新生儿足部畸形   81

病例 35：女童高弓足   83

病例 36：女童平足   85

病例 37：踝部肿痛   88

病例 38：老年女性足部畸形   90

病例 39：踇趾僵硬   92

病例 40：中年女性足趾畸形（1）   94

病例 41：中年女性足趾畸形（2）   96

病例 42：坠马后足部疼痛   99

病例 43：足部畸形、肿胀合并溃疡   102

病例 44：肩关节僵硬   104

病例 45：肘关节疼痛（1）   106

病例 46：肘关节疼痛（2）   108

病例 47：腕关节疼痛   110

病例 48：手指畸形   112

病例 49：无痛性手部挛缩畸形   114

病例 50：外伤后腕关节疼痛   116

下篇　风湿科

病例 51：关节肿胀伴发热   121

病例 52：青年女性手关节疼痛   123

病例 53：青年男性背痛   127

病例 54：笨拙   131

病例 55：老年男性背痛伴口渴　　134

病例 56：急性背痛　　138

病例 57：骨痛和蹒跚步态　　141

病例 58：臀部疼痛和血液检查异常　　144

病例 59：运动员膝关节疼痛　　147

病例 60：手部疼痛和皮疹　　149

病例 61：过度伸展和气胸　　152

病例 62：年轻女性的麻木症状　　155

病例 63：关节痛、皮肤改变和肌肉乏力　　157

病例 64：膝关节剧痛　　159

病例 65：反复腹痛伴发热　　162

病例 66：手痛和口腔溃疡　　164

病例 67：手部疼痛、呼吸困难　　167

病例 68：老年妇女持续性溃疡　　170

病例 69：咽痛、膝关节痛和面部不自主运动　　172

病例 70：结节状皮疹和膝关节肿胀　　175

病例 71：皮疹和踝关节肿胀　　177

病例 72：喘不过气的类风湿患者　　179

病例 73：胸膜炎性疼痛　　181

病例 74：发热、皮疹和关节痛　　184

病例 75：肩部和臀部疼痛伴僵硬　　186

病例 76：耳鼻疼痛　　188

病例 77：乏力和皮疹　　191

病例 78：腹泻、皮疹和背部僵硬　　194

病例 79：头痛伴体重下降　　196

病例 80：骨折后的手肿痛　　199

病例 81：腹泻及关节痛　　201

病例 82：慢性广泛肌肉疼痛　　204

病例 83：顽固性滑膜炎　　207

病例 84：咯血和肾衰竭　　210

病例 85：腹泻和膝关节肿胀　　213

病例 86：脚踝肿胀和皮疹　　216

病例 87：皮疹、睾丸疼痛和关节痛　　　　　　　　　219

病例 88：手部疼痛和干眼　　　　　　　　　　　　　221

病例 89：生殖器溃疡和皮疹　　　　　　　　　　　　223

病例 90：皮疹、关节痛和面部肌肉无力　　　　　　　225

病例 91：年轻患者皮疹伴腹痛　　　　　　　　　　　227

病例 92：年轻女性体重减轻、跛行　　　　　　　　　229

病例 93：老年患者面颊肿胀　　　　　　　　　　　　231

病例 94：膝关节肿胀　　　　　　　　　　　　　　　233

病例 95：儿童膝关节肿胀　　　　　　　　　　　　　235

病例 96：痤疮、关节痛和胸痛　　　　　　　　　　　237

病例 97：狼疮患者呼吸困难　　　　　　　　　　　　239

病例 98：类风湿关节炎患者贫血伴体重减轻　　　　　241

病例 99：皮肌炎患者呼吸困难　　　　　　　　　　　243

病例 100：哮喘、鼻炎、足部下垂和皮疹　　　　　　245

上篇 骨 科

病例 1：新生儿膝关节疼痛

病史

一位年轻的初产妇对她的新生儿非常担忧，她的姑妈认为患儿有一些问题，因此陪她一同来到诊所。患儿有发热、无力、烦躁和萎靡不振等表现，但没有外伤史。

检查

详细的体格检查发现患儿的左腿有局限性的水肿和皮肤红斑，胫骨近端触诊似乎可以引出患儿疼痛。被动活动检查提示患肢活动无受限且无明显的疼痛。

初步化验发现 C 反应蛋白明显升高，影像学检查显示胫骨近侧干骺端骨膜反应（图 1.1）。

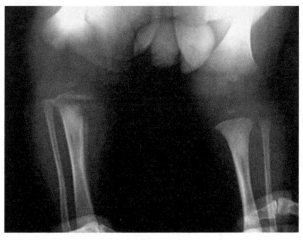

图 1.1

问题

- 诊断是什么？
- 特征性的影像学表现是什么？
- 哪项血液化验最有意义？

解析

诊断为急性血源性骨髓炎。由于肢体活动良好，化脓性关节炎的可能性较小。主要有两种急性骨髓炎：

- 血源性骨髓炎。

- 直接或邻位种植性骨髓炎。

急性血源性骨髓炎的特征是从远隔部位来源的细菌种植在骨内导致的急性感染。主要好发于儿童，最常见的部位是迅速生长、供血丰富的长骨干骺端。直接或邻位种植性骨髓炎是在创伤或手术时组织与细菌直接接触而引起感染。临床表现更为局限，且可为多种病原微生物。

好发因素包括糖尿病、镰状细胞贫血、获得性免疫缺陷综合征（AIDS）、静脉滥用药物、酗酒、长期使用糖皮质激素类药物、免疫抑制和慢性关节炎。其他可能的原因包括骨科假体置入、近期骨科手术史或开放性骨折。

通常，骨髓炎的年龄分布表现为双峰分布。急性血源性骨髓炎主要好发于儿童，创伤和邻近种植性骨髓炎更常见于成年人和青少年。脊柱骨髓炎更多见于年龄>45 岁的成年人。

患者的年龄和感染的机制决定了细菌病原体的多样性：

- 在新生儿（<4 个月龄）——金黄色葡萄球菌，肠球菌和 A 组、B 组链球菌。

- 在儿童（4 个月龄~4 岁）——金黄色葡萄球菌，A 组链球菌，流感嗜血杆菌和肠球菌。

- 在儿童和青少年（4 岁~成年人）——金黄色葡萄球菌（80%），A 组链球菌，流感嗜血杆菌和肠球菌。

- 在成年人——金黄色葡萄球菌，偶尔为肠球菌或链球菌。

但仅在 35%~40% 的感染中可以确定病原体。

在非血源性骨髓炎中，病原体包括金黄色葡萄球菌、肠球菌和假单胞菌。存在穿刺伤时，病原体可能为金黄色葡萄球菌和假单胞菌；合并镰状细胞贫血时，常为金黄色葡萄球菌和沙门菌。

根据细菌培养的结果选择合理的抗生素。也可以根据患者的年龄和临床表现，先开始经验性治疗。进一步的手术包括切除感染的病灶和置入抗生素珠链直至感染消除。

X 线片常可显示发病后 3~5 天出现软组织肿胀，骨性改变常在起病后 14~21 天。最早的骨性表现为骨膜抬高和骨皮质或髓腔透光影。在发病 28 天时，90% 的患者有影像学异常表现。磁共振可以有效地早期确诊骨髓炎，敏感率在 90%~100%。^{99m} 锝三相核素骨扫描可以在病变区域显示核素吸收增加，还可以通过 ^{67} 镓或 ^{111} 铟标记的白细胞扫描获得更进一步的信息。CT 平扫可以发现钙化、骨化和皮质内异常病变，因此在评估脊柱椎体病变时很有帮助。在儿童急性骨髓炎中，超声也有很大价值，可以在起病 1～2 天时发现异常，包括软组织脓肿或积液和骨膜反应。

白细胞计数可以升高，但多为正常。C 反应蛋白常升高，但为非特异性指标。在 90% 的病例中红细胞沉降率增加，但没有特异性。在血源性骨髓炎的儿童中，血培养结果的阳性率仅为 50%。在 25% 的病例中病灶培养或穿刺结果为正常值。

🔑 要点

- 血源播散或直接蔓延都可以引起骨髓炎。
- 最早的影像学表现为骨膜反应。
- MRI 可以有效地早期诊断骨髓炎。
- 患者年龄和感染机制的差异决定了骨髓炎病原体的多样性。

病例 2：非创伤性关节疼痛

病史

一名 10 岁的男孩在操场上玩耍时出现右膝肿胀和疼痛，后由父亲送至急诊室。孩子说在过去的一年多里他的膝关节和肩关节反复出现疼痛和肿胀，但是并不记得有任何外伤史。既往有多次的输血史，但具体的原因并不清楚。

检查

膝关节和肩关节疼痛、广泛肿胀、皮温高（图 2.1），腿和手臂还有多处瘀伤。

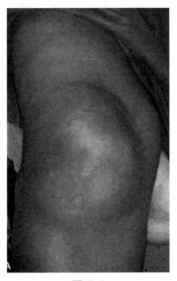

图 2.1

问题

- 诊断是什么？
- 这种疾病的原因是什么？
- 这种疾病累及关节后的病理表现是什么？

解析

这个男孩反复发作非创伤性的疼痛性膝关节积液，既往有多次输血史。该患者极有可能患有血液系统疾病，导致了关节内积血，在骨科临床中最常见的是血友病。

血友病性关节病是一种与凝血障碍相关的病变，可导致关节反复积血，长时间发作会导致关节破坏。这种情况在 A 型和 B 型血友病患者中最常见，A 型血友病（典型的血友病）是一种与凝血因子Ⅷ缺乏有关的隐性遗传病，约每 5000 名活产男婴中就有 1 例患该病，其中 25% 是散发性的（没有家族史）。其他凝血功能障碍也可导致关节积血，如 B 型血友病（Christmas disease）和凝血因子Ⅸ缺乏症。

关节腔内的含铁血黄素沉积导致滑膜肥大、骨侵蚀、反复出血，并最终导致关节面破坏和关节纤维化。

❗ 血友病性关节炎不同分期的表现
1 级：软组织肿胀（积液，滑膜增厚）
2 级：骨骺增宽，小的侵蚀（关节间隙正常）
3 级：大侵蚀，骨囊肿，软骨丢失
4 级：关节破坏和半脱位

🔑 要点
• 关节内的血黄素沉积导致滑膜肥大、骨侵蚀和反复出血。
• 反复性关节积血可导致病变关节破坏。
• 应考虑滑膜切除术、关节置换或者关节融合。

病例 3：非创伤性髋关节疼痛

病史

32 岁的加勒比非洲裔男子打算去非洲看望他的母亲，当他收拾行李时出现左侧腹股沟疼痛且逐渐加重，沿大腿上部向下放射，休息时症状仍存在，没有加重或缓解趋势，也没有麻木或刺痛的相关症状。疼痛剧烈并持续数天，同时伴左髋部轻度不适感。无既往发作史。简单的镇痛处理可暂时缓解疼痛。患者有哮喘病史，使用常规的类固醇激素 15 年。每周饮酒 20 单位（每单位相当于 10ml 乙醇），每天吸烟 20 支。无外伤史，身体状况良好。

检查

跛行步态。评估关节外展肌的左侧 Trendelenburg 征阳性。左下肢长度比右侧短缩 1cm。髋关节活动痛但无明显受限，下肢无明显的神经或血管损伤。患者的 X 线片如图 3.1 所示。

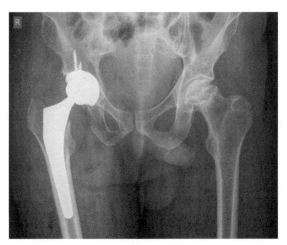

图 3.1

问题

- 诊断是什么？
- 描述股骨头的血供。
- 什么原因会导致这种疾病？
- 如何对这种疾病进行检查和分类？
- 有哪些治疗选择？

解析

负重会加重男子左侧腹股沟区持续性隐痛。疼痛由髋关节开始，髋关节活动范围尚可，但活动时仍有疼痛，左下肢实际长度有缩短，右髋部有轻微的症状。患者有激素使用史、重度吸烟史和酗酒史。所有这些资料表明最可能的诊断是股骨头缺血性坏死，股骨头是发生缺血性坏死最常见的部位，50% 的患者是双侧的，其中约 10% 的患者没有症状，往往是偶然发现的。

股骨头的血液供应来自股骨颈周围的动脉环。环状吻合血管主要由旋股内侧动脉后方分支和旋股外侧动脉前方的较小分支构成，这些血管穿过股骨颈和头部接近关节软骨，10% 的血液供应来自圆韧带内的动脉。

损伤或缺血可导致动脉截断、静脉停滞、血管内血栓形成和骨髓窦压迫或以上多种组合变化。流向股骨头的血流量减少导致骨内压力增加和骨坏死，最终股骨头塌陷。

股骨头缺血性坏死的创伤性病因是股骨颈骨折和股骨头脱位，非创伤性病因包括使用激素、酗酒、骨髓替代或浸润疾病（戈谢病）、高剂量放疗、血液高凝状态、镰状细胞贫血、纤溶亢进、血栓高危患者、缺乏蛋白质 C 和 S 缺乏症和 Legg-Calve-Perthes 病（LCPD）或 Perthes 病。

初步检查髋关节的正侧位片。患病早期，X 线片可能不会有任何缺血性坏死的迹象。在晚期，软骨下硬化（受累区域的密度增加，新月征），坏死段软骨下骨折线变细，股骨头变平，股骨头塌陷。与晚期骨关节炎的重要区别是该疾病早期关节间隙存在。

MRI 扫描是 X 线片正常的患者选择的检查。它们可以在 X 线特征出现之前发现骨髓的早期变化。

股骨头缺血性坏死有多种分类。最常用的分类是 1960 年由 Ficat 及其同事根据放射学检查结果和骨扫描所描述的。

! Ficat 分期

塌陷前阶段
- Ficat I：没有 X 线片上的改变
- Ficat II：早期 X 线改变，股骨头无变形

塌陷后阶段
- Ficat III：骨质破坏增加，X 线片上显示出股骨头变形
- Ficat IV：X 线片可见股骨头完全塌陷伴髋关节破坏

治疗取决于首次发现时疾病处于的阶段。如果早期缺血性坏死不治疗，很可能发展到晚期。塌陷前缺血性坏死的治疗包括带骨移植或不带骨移植的股骨头髓芯减压术。

🔑 要点

- 股骨头是发生缺血性坏死最常见的部位。
- 50% 的病例是双侧的。
- 创伤性和非创伤性原因已明确。
- 早期 X 线检查可能无异常表现。
- MRI 是首选的检查方法。
- 治疗方案包括股骨头髓芯减压术、植骨、截骨和关节置换术。

病例 4：青少年下肢肿物

病史

一名 15 岁男孩，在度假做日光浴期间，父亲帮忙涂防晒霜时意外发现其小腿上端有肿块。肿块已经出现 6 个月，并且近期逐渐增大。

检查

胫骨近端有一个坚硬、不规则、有压痛的肿块。肿块无疼痛，不影响膝关节活动，其他部位未见肿块。膝关节 X 线片见图 4.1 和图 4.2。红细胞沉降率（ESR）和血清碱性磷酸酶升高。

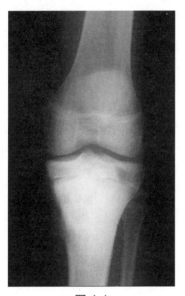
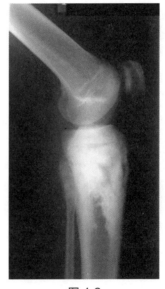

图 4.1   图 4.2

问题

- 诊断是什么？
- 描述一下 X 线片特征。
- 如何确诊？
- 该情况的处理原则是什么？

解析

诊断考虑为胫骨近端骨肉瘤。质硬，而不规则的固定性肿块更多考虑为恶性病变。这是常见于胫骨近端的恶性肿瘤。该病是间质发育来源，也是最常见原发性恶性骨肿瘤。多发生于青少年，男性比女性更常见，部位多见于骨干骺端，尤其是膝关节周围，其他部位包括肱骨近端、股骨近端和骨盆，而脊柱则很少受累。

骨肉瘤可表现为单纯溶骨性，单纯成骨性，或混合型。肿瘤生长导致骨膜被抬高，X 线影像学表现为典型的 Codman 三角。如图 5.1 所示，此例胫骨近端区域，在正常健康骨与肿瘤交界处附近，骨膜下可见反应性新骨形成。肿瘤经骨膜延伸生长，X 线片上可见日光放射照晒样改变。X 线拍摄一定要兼顾整体，以便评估跳跃病变或相邻关节受累情况。

活检有助于确诊，一般由骨、软组织肿瘤外科专业的医师进行。切忌在没有专科医师的协助下活检，可能导致不必要的截肢。

Enneking 分期系统使用最为广泛。分期的关键因素是组织学（低级别 vs 高级别），解剖位置（腔内 vs 腔外），以及是否有转移。

处理策略应综合考虑肿瘤分期、新辅助治疗，以及包括骨与软组织肉瘤专家等多学科团队的手术治疗。

多数患者发病时有微小转移。患者均应进行肺部转移筛查。治疗的原则是手术（保肢或截肢）与化疗相结合。只有手术时保留神经，保留足够的肌肉和软组织，同时能够完整切除肿瘤包块并且边界足够清晰，才可能保留肢体，避免截肢。放疗通常用于姑息治疗或者难以手术切除的组织部位。术前和术后进行常规化疗，治疗后肿瘤细胞死亡或坏死率超过 95% 的患者预后较好。使用辅助化疗可使患者术后5 年生存率超过 50%。

🔑 要点

- 骨肉瘤是最常见的间质来源的原发性恶性骨肿瘤。
- 最常见受累部位是膝关节周围。
- 原发病灶的 MRI 是最好的检查方法。
- 病变活检有助于确诊。
- 处理策略应综合考虑肿瘤分期，新辅助治疗及专业团队的外科手术。

病例 5：男孩的大腿肿块

病史

一名 14 岁男孩，全科医师发现他股骨中段有明显肿胀。患者还抱怨近几周内自觉疲劳和间歇性发热，导致无法进行少年足球训练。

检查

触诊大腿中部，发现一压痛性肿块。推移肿块无活动性。腿部未发现神经或血管受累。初步检查显示白细胞（WBC）、红细胞沉降率（ESR）升高和贫血。股骨 X 线片如图 5.1 所示。

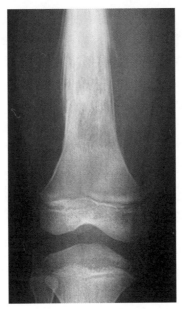

图 5.1

问题

- 诊断是什么？
- 描述 X 线片所见。
- 如何处理？
- 预后如何？

解析

诊断为尤因肉瘤。在这个年龄阶段的患者中，恶性病变的常见特征包括肿块质地坚硬、位置固定，以及与贫血、疲劳和间歇性发热相关的炎症指标升高。该病多见于年轻患者，常伴疼痛和发热。

1921 年由 James Ewing 首次描述此肿瘤，是仅次于骨肉瘤，第二常见的原发性恶性骨肿瘤。常见于男性，多发于儿童和年轻人（10～20 岁），很少发生于 30 岁以上的成年人。

最初表现是疼痛，间歇性发作，但逐渐加剧。极少数情况下会出现病理性骨折。85% 的患者有 11/22 染色体易位。尤因肉瘤可能是原发性骨肿瘤中最具侵袭性的一种。最常见的受累部位包括股骨、骨盆、胫骨、肱骨、腓骨和肋骨。

X 线的放射学特征包括典型的洋葱样或日照样改变，这是由于肿瘤通过哈弗管扩散并伴有骨膜反应，这反映了瘤体细胞的高度侵袭性。部分瘤体边缘可见 Codman 三角，这是由肿瘤骨膜反应引起的骨膜抬高和中央坏死形成的。X 线片表现从溶解破坏型病变到硬化增生性病变都有。最常见的是在骨干部和骨骺处有一个长条型渗透溶骨性肿瘤病变。硬化病变发生相对较少。MRI 可以更准确地评估肿瘤的大小和与周围结构的关系。

通常分为两类：局限性和转移性肿瘤。骨盆部位出现肿瘤通常较晚，因此体积较大，预后较差。治疗方式包括化疗、手术切除和（或）放疗。通过多种方式联合治疗，能提高患者的存活率；辅助化疗的使用可以使 5 年生存率超过 60%。如果是局限性肿瘤，或者病变骨的功能可代偿（如腓骨、肋骨），应选择外科根治性切除，放疗可能会对肿瘤附近的骨骺造成损伤。如果发生病理性骨折，使用长柄假体进行保肢手术是首选。

局限性尤因肉瘤的生存率为 55%～70%，而转移性的生存率则低至 22%～33%。由于放疗后有发生骨肉瘤的风险，所有患者均需仔细随访，特别在儿童病例中，放疗后骨肉瘤发生率高达 20%。欧洲一项涵盖 359 名局限性尤因肉瘤患者的研究显示，以下因素与不良预后相关：

- 男性。
- >12 岁。
- 贫血。
- 乳酸脱氢酶（LDH）升高。
- 仅进行局部放疗。
- 化疗不规律。

🔑 **要点**

- 绝大多数尤因肉瘤患者发病年龄在 10~20 岁。
- 85% 的患者有 11/22 号染色体易位。
- 最常见的受累部位是股骨干、骨盆、胫骨、肱骨、腓骨和肋骨。
- X 线片特征有洋葱样或日照样改变。
- 治疗包括化疗、手术切除和（或）放疗。

病例 6：锁骨疼痛

病史

一名 25 岁的铁人三项运动员在训练时不慎从自行车上摔了下来，左肩着地，患者当时戴了头盔。当患者试图扶起自行车时，他感觉自己左肩锁骨部位出现了剧烈的疼痛。遂到医院急诊室就诊。

检查

患者的锁骨中段部位有肿胀和畸形，触诊压痛，可及骨擦感。上段肋骨检查未见异常。表面皮肤完整，没有发现血管或者神经损伤的体征。X 线片如图 6.1 所示。

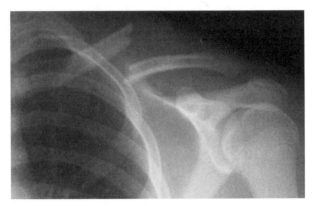

图 6.1

问题

- 诊断是什么？
- 此类损伤如何分类？
- 还需要做哪些辅助检查？
- 如何处理该患者？

解析

这是一个锁骨骨折的患者。这种骨折比较常见，多由于直接暴力导致。解剖学上，锁骨外端通过喙锁韧带和肩锁关节囊及周围韧带与肩胛骨相连，锁骨内端通过胸锁关节囊和肋锁韧带与胸壁相连。胸锁乳突肌和锁骨下肌均附着于锁骨上，锁骨也对邻近的臂丛神经、肺叶和血管起到了一定的保护作用。

通常将锁骨分为三段，内段、中段和外段。该病例是锁骨中段骨折。

内段骨折比较少见，约占全部锁骨骨折的5%。引起内段锁骨骨折需要较强的暴力直接作用于该区域，多与严重的胸腔内损伤同时出现，或者继发与此类晚期并发症，例如创伤性关节炎等。

中段锁骨骨折骨折端位于喙锁韧带（中外段锁骨分界点）内侧。常见的损伤机制为直接作用于肩关节外侧的暴力。多数的锁骨中段骨折在不需要外科干预的情况下都可以获得良好的愈合。此型骨折的内折端由于胸锁乳突肌的牵拉作用多向上方移位，外折端由于肢体重量作用多向下方移位。

锁骨外端骨折占全部锁骨骨折的10%~15%，此型骨折容易出现骨折不愈合。此型骨折多由于作用于肩关节上方的暴力引起，骨折线位于喙锁韧带外端，可进一步分为3种亚型。一型骨折为喙锁韧带完整的无移位骨折。二型骨折为伴有喙锁韧带撕裂的移位型骨折，近折端由于胸锁乳突肌的牵拉作用向上方移位。三型骨折为累及肩锁关节面的骨折。

正确的摄片是球管抬高30°的正位摄片，要注意鉴别是否合并有肩胛骨骨折。如合并肩胛骨骨折，会产生浮肩损伤。

多数无移位的中段骨折采用非手术治疗，骨折愈合后可能局部会形成粗大的骨痂。通常采用肩肘吊带固定2~6周。急性期疼痛缓解后，患者应定期将吊带取下并在不引起疼痛的前提下活动肩关节。然而，锁骨外端骨折有着更高的骨折不愈合发生率，其中多数患者没有明显症状，其中的部分患者最终需要手术固定。1.5~2cm的锁骨短缩会引起后遗症，包括肩关节的不适和不满意的功能恢复。

成年人当中的移位骨折、高能量损伤骨折、多段骨折、短缩（超过1.5~2cm）的中段骨折、骨折线位于冠状面的骨折、开放性骨折、皮肤被骨折端顶压可能出现缺血性坏死的骨折、合并浮肩损伤的骨折及合并血管神经损伤的骨折，应行手术治疗。手术采用解剖型钢板和螺钉来进行固定。如果软组织较为薄弱，钢板突出于体表，应将其在骨折愈合后取出。有身体接触的运动在骨折坚强愈合以前应当避免。

🔑 要点

- 锁骨骨折多由直接暴力引起。
- 大多数无移位的中段骨折可采用非手术治疗。
- 锁骨外段骨折更容易出现骨折不愈合。
- 手术方式主要采用钢板内固定。

病例 7：肱骨近端疼痛的老年妇女

病史

一位 85 岁的老太太冬季外出购物时不慎在结冰的地面上滑倒，肩部着地。随即她感到肩部的剧痛，并逐渐开始肿胀。患者被送往了当地医院的急诊室，期间她右肩部剧痛一直没有缓解。患者既往高血压病史，并一直服用苄氟甲基噻嗪治疗。

检查

患者右肩部有大片的青紫瘀斑和肿胀，青紫和肿胀延伸到上臂的上 1/3。触诊的压痛遍及整个肩关节区域。由于疼痛，患者难以活动右上肢。没有血管神经受损的表现。X 线检查如图 7.1 和图 7.2 所示。

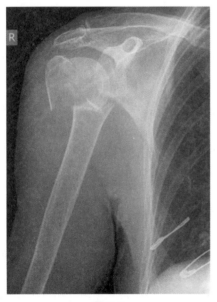

图 7.1

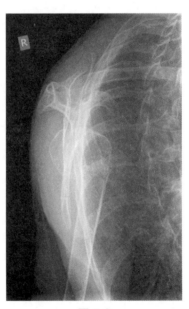

图 7.2

问题

- 诊断是什么？
- 描述相关的解剖。
- 如何处理该患者？

解析

这是一个肱骨近端骨折的患者，X 线片上我们可以看到大结节和外科颈的骨折移位。患者肩关节在位。这类骨折，在合并骨质疏松症的老年妇女中相当常见。肿胀和压痛是典型的症状表现。伤后几天也会出现向胸壁和前臂延伸的瘀斑等表现。

肱骨近端包含 4 个部分：肱骨头（关节面）、大结节、小结节及肱骨干。X 线影像学检查需要包含正位片和侧位片，通常 CT 检查在评价骨折块方面有更高的价值。

通常采用以下方法评价骨折的稳定性：检查者一手置于肱骨头处，另一手缓慢轻柔地向内和向外旋转肱骨干，如果远近骨折端能够一起活动，则认为这是一个稳定的骨折。

需要仔细鉴别有无腋动脉和臂丛神经的损伤。合并脱位的骨折中，神经血管损伤的发生率明显增加。多数患者合并有腋神经的损伤。

采用闭合复位内固定或者切开复位内固定取决于骨折的类型、骨头的质量和肩袖的情况。肱骨近端骨折的治疗的目的是获得相对的功能复位和坚强的内固定，以便让患者能够早期活动。无移位的骨折通常采用非手术治疗。

多数有移位的一部分和两部分骨折患者采用了闭合复位经皮克氏针固定或切开复位内固定。三部分肱骨近端骨折患者可以采用切开复位钢板螺钉内固定术或肱骨近端髓内钉固定。由于有较高的骨坏死风险和难以获得有效可靠的内固定等原因，对于难以采用钢板螺钉固定的四部分骨折更加倾向于采用肱骨头置换手术治疗。

🔑 要点

- 血管神经损伤在合并肩关节脱位的肱骨近端骨折患者中有更高的发生率。
- 此类骨折患者通常都合并有腋神经的损伤。
- 肱骨头的血供主要来源于旋肱前动脉。
- 骨折发生时，附着于肱骨近端的肌肉的牵拉作用会加重骨折的移位程度。
- 治疗方法包括非手术治疗、切开复位内固定术和半肩置换术。

病例 8：肘关节疼痛的男孩

病史

一名 7 岁的男孩骑车时不慎从车上摔下，患者摔倒时肩关节外展撑地。随即他感觉到右肘部剧痛，没有身体其他部位合并受伤。后来男孩被送到了急诊室。

检查

该患者右肘有一定程度的肿胀。触诊时，患者压痛主要位于手臂的外侧，同时患者肘关节屈伸活动明显受限。没有发现血管神经受伤的表现。X 线片如图 8.1 所示。

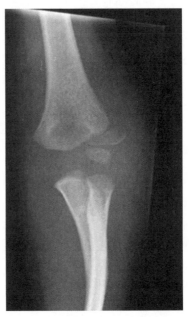

图 8.1

问题

- 诊断是什么？
- 此类损伤如何分类？
- 如何处理该患者？

解析

这个男孩是一个肱骨远端外髁骨折患者。骨折线在骨干和骨骺之间的生长板上延伸，此例肱骨外髁骨折是一个 Salter-Harris 分型中的Ⅳ型骨折。此类骨折好发年龄为 6~10 岁。

肱骨外髁的骨折是不稳定的。肱骨的远端在这个年龄主要由软骨构成，对二次骨化中心的掌握有助于我们更好地理解骨折的类型。不少骨折是在特殊位置摄片时被发现的，因为多数位于软骨的骨折线在 X 线片上不能被清晰的显示。

1956 年，依据骨折线所处位置的不同，Milch 将肱骨外髁的骨折分为Ⅰ型和Ⅱ型。Milch Ⅰ型的骨折，其骨折线通过外髁的骨化中心。Milch Ⅱ型骨折的骨折线延伸到肱骨滑车的尖部，此型骨折可造成肘关节的不稳定，在临床上更加常见。在上述病例中，骨折有向外侧脱位的倾向，因此应采取手术治疗。

移位小于 2mm 的肱骨外髁骨折，可以采用长臂石膏固定 3 周，3 周后开始功能训练。期间需要严密随访，以明确骨折没有发生移位。在前述的移位明显的病例，手术治疗是必要的。术前的关节造影检查可以明确软骨块的大小，关节面的移位程度。这有助于我们对复杂骨折的病例制定手术方案。最常用的手术固定方式为 2 枚交叉的经皮克氏针固定。如骨折极其不稳定，通常会采用切开复位及克氏针固定。显露外髁是需要极其小心，以免破坏外髁后方的软组织，使外髁的血供受到影响。术后，采用长臂石膏托将前臂固定于旋后位。克氏针一般在术后 3~4 周取出，术后 6 周复查 X 线，如骨折线消失，可完全负重活动。

🔑 要点

- 肱骨外髁骨折好发于 6~10 岁儿童，在该年龄段，肱骨远端大部分由软骨构成。
- 骨折线在 X 线片上多不明显。
- 移位小于 2mm 的骨折可采用非手术治疗，其他的移位骨折应采取手术治疗。
- 骨生长检测应持续至骨发育成熟以后。

病例 9：摔伤引起的腕关节疼痛

病史

一位 85 岁的老妇人清晨出门遛狗时，不慎踩到路上的冰滑倒了，摔倒时手腕撑地。她马上听到了骨折的声音并感到剧痛。她注意到自己的腕关节桡骨远端部位开始肿胀，拇指、示指和中指开始出现了针刺样痛感。随后，她被送到了急诊室。

检查

老妇人的手腕很肿，整个腕关节出现畸形，像吃饭时使用的叉子。桡骨远端触诊时有很明显的压痛。因为疼痛，患者腕关节很难活动。感觉检查提示患者拇指、示指和中指有感觉过敏现象，但她的拇指仍然能够活动。桡动脉和尺动脉搏动都可以摸到。X 线片如图 9.1 所示：

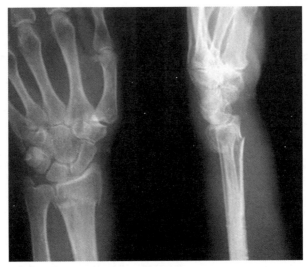

图 9.1

问题

- 诊断是什么?
- 此类损伤的高危因素有哪些?
- 如何分类?
- 如何处理该患者?

解析

X 线片提示这是一个桡骨远端的关节外骨折，骨折向腹侧成角，桡骨有些许短缩。诊断为桡骨远端骨折。

1814 年，爱尔兰的 Abraham Colles 医师第一次描述了这种类型的骨折，后来我们就把这种骨折称为 Colles 骨折。当时这位医师的描述是基于临床表现，因为当时 X 线还没有被应用于临床。桡骨远端骨折是非常常见的骨折，这其中的 90% 以上都是 Colles 骨折。正中神经的损伤可以导致拇指、示指、中指和环指桡侧的麻木，就像该病例表现的那样。

桡骨远端骨折的发病年龄呈双峰分布。第一个高峰出现在 18~25 岁，第二个高峰出现在老年（65 岁以上）。年轻患者多为高能量损伤，而老年患者多为低能量损伤。骨质疏松是老年患者发生骨折的危险因素。在 60~69 岁的患者当中，女性患者远多于男性患者。

广泛来说，桡骨远端骨折可以分为关节内骨折和关节外骨折，Eponyms 增加了很多亚型分类，如 Smith 骨折、Barton 骨折及反 Barton 骨折等。

治疗的目的一般是恢复患者受伤前的功能。这要靠恢复患者桡骨的高度，纠正尺偏角和掌倾角的移位来实现。绝大多数患者都需要 X 线片来评估骨折移位情况。CT 扫描在评估关节面骨折和移位角度及设计手术切口时有重要的意义。

绝大多数的桡骨远端骨折患者采取了非手术治疗。前臂石膏固定 6 周，再移位发生率较低。在老年患者中，即使患者产生了明显的移位，多数也能获得满意的功能恢复。在有旋后和屈曲困难的严重餐叉样畸形的患者中也是如此。

多数医师认为可以接受不超过 2mm 的关节面塌陷、不超过 10° 的腹侧成角和不超过 2mm 的桡骨短缩。超过 2mm 的短缩可以通过三角纤维软骨和尺骨增加手腕的负担。手术方式有经皮克氏针固定、切开复位内固定和外固定架可选。

🔑 要点

- Colles 骨折占到桡骨远端骨折的 90% 以上。
- 骨折的好发年龄呈双峰分布。
- 骨折可分为关节内骨折和关节外骨折 2 类。
- 无移位和微小移位的骨折可以使用前臂石膏固定来治疗。治疗移位骨折的手术固定方式有克氏针固定和钢板螺钉固定。

病例 10：摔伤导致的拇指疼痛

病史

某 22 岁的男子在滑雪时不慎摔倒，摔倒时手撑在了滑雪杆上。患者感觉到一股外翻的力量作用于他的外展的掌指关节上，随即感到了拇指根部的疼痛和肿胀。患者伤后到当地的医院寻求治疗。

检查

拇指基底部有些许肿胀，掌指关节压痛明显，尤其以第 1 掌指关节尺侧半明显。拇指活动度下降明显。X 线片如图 10.1 所示。

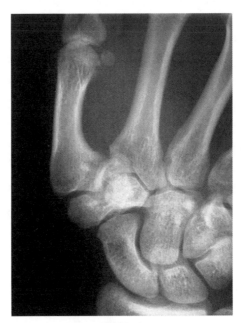

图 10.1

问题

• 诊断是什么？
• 何种检查手段是 X 线片的有益补充？
• 什么是 Stener 损伤？
• 如何处理该患者？

解析

该患者的诊断是"猎场看守人拇指"。作用于处于外展位置的掌指关节的外翻暴力通常会引起此关节尺侧副韧带断裂（UCL）。Campbell 医师在 1955 第一次使用"猎场看守人拇指"来描述这种损伤。因为当时在苏格兰，这种损伤多发生在猎场看守人身上。在遇到这种损伤时，有必要评估拇指稳定与否。检查时，将拇指屈曲 30°，施加外翻应力来评价外翻的稳定性。

尺侧副韧带起源于掌骨头，延伸到腕拇指近节指骨的内侧基底部。一旦尺侧副韧带受到牵拉的时候，由于该韧带附着于骨，容易引起拇指的撕脱骨折，从而导致"猎场看守人拇指"。尽管"猎场看守人拇指"是进行压应力试验的禁忌证，但并不包括没有移位的撕脱骨折。如果患者疼痛明显，可在局部麻醉下进行该检查。拇指外展大于 30°，或者比健侧多 15° 以上，均提示尺侧副韧带的损伤。如果在拇指屈曲和伸直位均有外翻松弛，那要高度怀疑尺侧副韧带的完全撕裂。

超声在诊断尺侧副韧带断裂中，敏感率达 92%，有效预测率达 99% 以上。

Stener 损伤指的是拇指掌指关节尺侧副韧带完全断裂时，断端回缩并移位至拇收肌腱膜下或嵌入内收肌腱膜之间，造成肌腱韧带不愈合的损伤类型。此型损伤一定伴有侧副韧带的撕裂，尺侧副韧带断端分离，不能愈合。偶尔也会有尺侧副韧带伴有拇指近节指骨的撕脱骨折，也就是"猎场看守人骨折"。

韧带不完全撕裂的 I 度和 II 度损伤（前述病例患者）可以采取非手术治疗措施。使用 Spica 型石膏将拇指固定 4 周。石膏应根据掌指关节来进行良好塑形，指间关节可以不固定。如果骨折移位小于 2mm，也建议采取非手术疗法。移位在 2mm 以上的骨折，应进行切开复位内固定。尺侧副韧带的完全撕裂应进行手术治疗。

🔑 要点

- 作用于掌指关节的外翻应力可导致尺侧副韧带的损伤。
- Stener 损伤指的是拇指掌指关节尺侧副韧带完全断裂时，断端回缩并移位至拇收肌腱膜下或嵌入内收肌腱膜之间，造成肌腱韧带不愈合的损伤类型。
- 超声诊断尺侧副韧带手术敏感率可达 92%。
- 韧带部分撕裂可采取非手术疗法，如伴有明显移位骨折，应行切开复位内固定。

病例 11：摔伤导致的髋部疼痛

病史

一位 72 岁的老妇人走路绊倒，左髋部着地，患者主诉大腿根部疼痛，并且无法负重站立。随即她被救护车送到了急诊室。

检查

患者的髋部有很明显的疼痛。患者左下肢短缩、外展外旋畸形。大腿近端明显肿胀，且有明显的压痛。没有开放性损伤和神经血管的损伤，X 线片如图 11.1 所示。

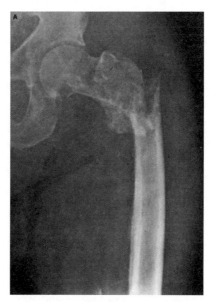

图 11.1

问题

- 诊断是什么？
- 发生此类损伤的潜在原因是什么？
- 描述此病例中股骨近端的解剖和邻近肌肉的作用。
- 如何处理该患者？

解析

诊断是股骨粗隆下骨折，因为 X 线骨折线位于小粗隆以下部位。粗隆下骨折在所有的髋部骨折里占 10%～30%。此类骨折多见于两类人群：由低能量损伤导致的老年骨质疏松患者和由高能量损伤导致的年轻患者。

老年患者当中，摔倒是最常见的致伤原因。重要的是，这些人也是容易受到可引发病理性骨折的转移性疾病影响的人群。

股骨的粗隆下一般指股骨小粗隆至其下方 5cm 的区域，主要由骨皮质构成。在日常活动中，股骨粗隆下承受最多达 6 倍于体重的应力。小粗隆位于股骨后内侧，是髂腰肌的止点。股骨干同时具有向前和向外的弧度。包绕髋关节的主要肌肉是造成骨折移位的主要原因。臀中肌和臀小肌附着于大粗隆，可以使骨折近折端外展移位。髂腰肌附着于小粗隆，可以使近折端弯曲。内收肌群可以使远折端内收。

髓内钉是新兴的治疗股骨粗隆下骨折的手段。由于部分患者骨折线延伸至小粗隆上方，具有固定角度的器械，例如角度钢板或动力髁螺钉，可以应用于手术当中。如患者为病理性骨折，有必要针对整个股骨采取预防性固定措施，以防止同一骨头的多发转移病灶。

🔑 要点

- 高发人群主要有 2 类，一是低能量损伤导致的老年骨质疏松组，一是高能量损伤导致的年轻患者组。
- 股骨粗隆下指小粗隆到其下方 5cm 的区域。
- 髓内钉是新兴的治疗措施。

病例 12：车祸导致的膝关节疼痛

病史

一位 70 岁的男性，驾车沿主路行驶时，与从辅路驶入主路的另一辆汽车发生碰撞，患者感觉左膝上方区域的疼痛，随后他被救护车送至急诊室。

检查

患者为闭合性损伤，股骨远端和膝关节部位肿胀，局部压痛明显。X 线片如图 12.1 和图 12.2 所示。

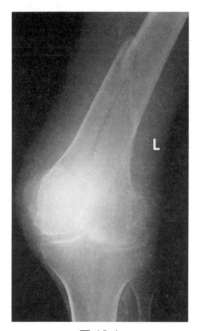

图 12.1

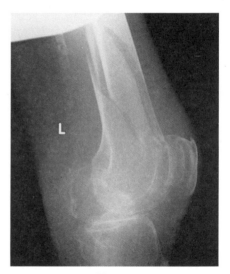

图 12.2

问题

- 诊断是什么？
- 会针对此类损伤需做何种影像学检查？
- 处理此类损伤的原则是什么？

解析

诊断为股骨髁上骨折。正侧位的 X 线片显示了股骨远端的多发骨折，骨折合并股骨的短缩，并且有移位。此类骨折占整个股骨骨折的 6%。基于年龄和性别，此类骨折呈双峰形分布，绝大多数的高能量损伤患者是 15～50 岁的男性，绝大多数的低能量损伤患者是 50 岁以上的骨质疏松女性。引起高能量损伤最常见的原因是车祸，低能量损伤是摔倒。

基于损伤的机制，影像学检查应包含股骨全长的 X 线片，以避免漏诊同侧的股骨颈或股骨干骨折。膝关节 X 线片可显示股骨远端关节面的骨折情况。如关节内的骨折线通过冠状面，此类骨折在 X 线片上很难显示，此时 CT 具有全面评价的优势。

总体来说，非手术治疗在有移位的股骨远端上没有优势。就该患者来说，建议手术治疗。开放性骨折和合并血管损伤的患者，也建议行手术治疗。手术的目的是获得关节面的解剖复位和坚强的固定，恢复肢体的长度，术后早期活动膝关节。该患者应采用钢板和螺钉进行切开复位内固定术。

股骨远端骨折有多种治疗方法。包括外固定术（开放性骨折，伴有骨缺损，合并血管损伤，大面积软组织损伤或毁损伤），髓内钉技术（有足够完整的远折端能使用交锁钉固定的骨折类型），以及钢板固定术（包括切开复位内固定术和微创钢板置入术）。可供选择的钢板也有很多种，包括传统支撑钢板、固定角度钢板和锁定钢板。锁定固定器械尤其建议在有骨质疏松和干骺端粉碎的患者中使用，因为这些患者内侧皮质无法得到有效的支撑，或者远端骨折段很小。膝关节置换手术在关节面粉碎合并严重骨质疏松或骨性关节炎的患者中，有较好的疗效，这些患者无法通过切开复位内固定术获得有效的治疗。

对功能需求比较低，骨折移位很小或者没有移位的老年患者，可采取非手术治疗。具体的措施有骨牵引术后夹板固定，定期被动活动关节，石膏或者支具固定。在最初的 6 周内，应每周或每 2 周拍摄 X 线片，以确保复位没有丢失。患者应循序渐进负重，在临床上和影像学都有了骨折愈合的迹象后，应逐步进行关节的活动。总的来说，骨折最快可在 3～4 个月后愈合。

🔑 要点

- 高能量损伤导致的股骨远端骨折多发生于 15～50 岁的男性。绝大多数低能量损伤导致的股骨远端骨折多见于 50 岁以上的骨质疏松女性。
- 患肢短缩、远端关节段的内翻，是典型的畸形。
- 影像学检查应包含正位及侧位片。
- 对功能需求比较低的，骨折移位很小或者没有移位的老年患者，可采取非手术治疗。
- 手术的目的是获得关节面的解剖复位和坚强的固定，恢复肢体的长度，术后早期活动膝关节。该患者应采用钢板和螺钉进行切开复位内固定术。

病例 13：肘关节肿痛的小女孩

病史

一名 6 岁的小女孩在公园里玩时，不慎从蹦床上面摔了下来。她摔倒在草地上，随即感到肘关节的疼痛和肿胀。随后，这个小女孩被她妈妈送到了急诊室。

检查

她的肘关节非常肿胀，肱骨远端的内侧和外侧都有压痛。由于疼痛，小女孩无法活动肘关节。血管神经检查发现腕关节桡动脉搏动可触及，没有神经受损的表现。X 线片如图 13.1 和图 13.2 所示。

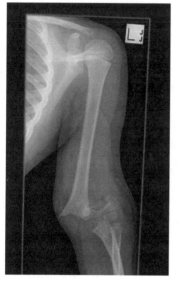

图 13.1

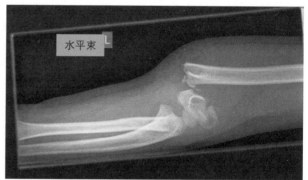

图 13.2

问题

- 诊断是什么？
- 如何检查该患者？
- 如何处理此类损伤？
- 此类损伤可能的并发症有哪些？

解析

该小女孩的诊断是肱骨髁上骨折。在儿童当中，此类骨折多为关节外骨折。骨折可分为 2 种类型：伸直型（95%）和屈曲型（5%）。此类骨折发生时，首先前方的骨皮质发生断裂，随后远折端在后方发生移位。对于伸直型骨折，Gartland 在 1959 年将其分为 3 种类型：Ⅰ型为无移位骨折；Ⅱ型为有移位骨折，后方铰链结构完整；Ⅲ型为完全移位骨折，没有骨膜相连，就像本病例这样。

详细询问病史，对于了解损伤机制很有帮助。摔倒时伸出手撑地可能导致伸直型骨折，而摔倒时手肘撑地可能导致屈曲型骨折。在治疗实施之前，准确判断分型十分必要。

评估肿胀和移位的程度，以及评估血管神经损伤程度十分必要。血管的损伤可能导致急性的 5 "P" 征（疼痛、苍白、麻木、感觉异常、无脉）和前臂张力增高。手臂动脉损伤可能导致肢体远端无脉。远端肢体脉搏减弱的情况下，由于侧支循环的缘故，大血管损伤仍不能完全排除。最多见的神经损伤是正中神经延伸至骨间膜前方的分支（嘱患儿做示指和拇指围成一个圈的动作可以鉴别，OK 征）。桡神经、正中神经和尺神经主干损伤比较罕见。尺神经损伤可因为嵌入骨折端，复位时导致损伤。最后，需要排除桡骨远端骨折，据报道有 5%～6% 病例合并有桡骨远端骨折。

Ⅰ型损伤的治疗类似于有症状的微小移位骨折。屈曲肘关节 90°，给予外固定 3～4 周。

Ⅱ型损伤的治疗需要在全身麻醉下进行，骨折治疗的目的是纠正在正面和矢状面上的成角移位。复位的技巧包括肘关节的旋前和屈曲。手臂需要在旋前位，肘关节屈曲不超过 120° 固定。肘关节屈曲超过 90° 时，骨折由于后方铰链结构收紧可以获得固定。如果因为肿胀使肘关节不能屈曲过 90°，而不屈曲超过 90° 无法获得固定时，可以考虑采用克氏针固定来维持复位。Gartland Ⅱ 型骨折又可以分为 2 个亚型：Ⅱ A 型和 Ⅱ B 型。Ⅱ A 型骨折有向后成角移位，后方铰链结构完整，没有旋转移位。Ⅱ B 型稳定性比 Ⅱ A 型要差，多数需要克氏针固定。

Ⅲ型损伤的治疗更加复杂。后方的骨皮质完全断裂，没有接触，远折端向后方和近端移位（由于肱三头肌的牵拉作用）。如果骨折有中间的移位，后方铰链结构的中部通常是完整的。后方铰链结构完全破坏的完全移位骨折，是不稳定的，需要使用内固定。闭合复位困难的病例，尤其是肱二头肌被近折端穿过时，需要行切开复位。

此类损伤的并发症包括血管神经损伤和畸形愈合。神经损伤可以发生在受伤当时，或者是在复位和固定过程中的医源性损伤。血管损伤可以导致前臂的 Volkman 缺血性挛缩。如果血管损伤可以早期发现，应进行骨折切开复位和血管的修复。畸形愈合可能导致肘关节的内翻畸形。

⚷	要点

- 肱骨髁上骨折可分为 2 种类型：伸直型（大多数）和屈曲型。
- 摔倒时伸出手撑地可能导致伸直型骨折，而摔倒时手肘撑地可能导致屈曲型骨折。
- 评估肿胀和移位的程度，以及评估血管神经损伤程度十分必要。
- 最多见的神经损伤是正中神经延伸至骨间膜前方的分支。
- 无移位骨折的治疗包括肩肘吊带或长臂石膏。移位骨折的治疗包括麻醉下复位，以及复位后使用石膏或者克氏针固定。

病例 14：剧烈摔倒后大腿疼痛

病史

一名 30 岁的摩托车手骑行时发生交通事故，被撞后摔倒在地。随即患者感到大腿剧痛，不能站立，但没有其他部位的损伤。随后与其发生碰撞的汽车司机呼叫救护车用担架将患者送到急诊室。

检查

经过检查，排除了患者头、颈、胸、骨盆和脊柱的损伤，只有单纯的股骨外伤。他的右侧大腿明显肿胀，皮肤张力很高，不敢活动，被动活动引发疼痛，没有血管神经损伤的表现。患者呼吸频率最快可达 30 次／分，非吸氧状态下，氧饱和度仅有 89%。X 线片如图 14.1 和图 14.2 所示。

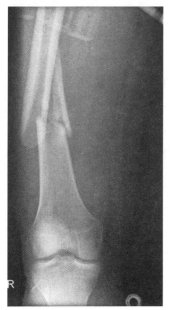
图 14.1

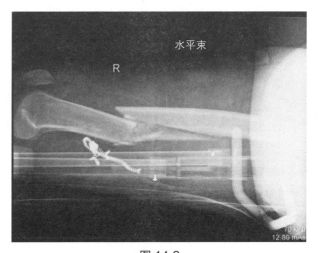
图 14.2

问题

- 诊断是什么？
- 损伤机制是什么？
- 如何处理？

解析

此例诊断为股骨干骨折，X 线片可以看到患肢的明显短缩和移位。

此类损伤多由高能量的直接暴力引起，某些情况下可能是致命的。单纯的骨折也可能发生于反复的应力作用、骨代谢疾病和骨转移瘤的情况下。最易罹患应力性骨折的区域为股骨中上 1/3 交界的内侧，多由作用于股骨内侧的压缩力导致。应力骨折也可以发生在股骨颈区域的张力侧，相比于内侧的压缩力骨折，该部位的骨折如不手术很难愈合。

脂肪栓塞是股骨干骨折后的风险之一，可导致呼吸障碍，表现为患者呼吸急促及缺氧。

由于致伤机制不同，股骨骨折的类型差异也很大。骨折类型取决于所受暴力的方向和骨折时骨干所承受的能量。垂直的暴力可能导致横向的骨折，轴向的暴力可能导致膝关节或髋关节的损伤，旋转暴力可以导致螺旋形或斜形的骨折。骨折的粉碎程度取决于受伤当时股骨干所吸收的能量多少。骨折的移位程度、畸形角度和旋转角度取决于周围肌肉的牵拉作用。在股骨近端，臀中肌和臀小肌附着于股骨大粗隆，可在骨折时使股骨近折端外展移位。髂腰肌附着于小粗隆，骨折时可使近折端产生向内或向外的旋转移位。在股骨远端，大收肌附着于股骨内侧，骨折时可引起侧方畸形。腓肠肌的内外侧头附着于股骨髁后部，股骨远端 1/3 骨折时可引起屈曲畸形。

对上述病例来说，恰当的复苏是首先要采取的措施，优先于任何外科手术。股骨血供丰富，股骨骨折可能导致 400~600ml 的出血。这是复苏中首先要处理的问题，尤其是心功能储备较差的老年患者。患者需要严密监护，尤其是严防脂肪栓塞，必须给予充分的液体和氧气。比如上述的患者就存在呼吸频率加快合并缺氧。

多数股骨干骨折患者可采用髓内钉或者钢板螺钉进行内固定手术。如果患者有血流动力学的不稳定且没有充分复苏以前，内固定手术应当推迟，临时采用外固定架或者骨牵引术稳定骨折。钢板螺钉内固定术多在合并血管损伤需要开放修复时或合并同侧的股骨颈骨折时采用。骨折治疗的目的是尽快恢复患肢长度，对齐断端，纠正旋转移位。多数股骨干骨折需要 3~5 个月达到愈合。

🔑 要点

- 股骨干骨折后并发的脂肪栓塞可能导致呼吸系统的损伤。
- 股骨骨折可能导致 400~600ml 的失血。
- 多数股骨干骨折患者在充分复苏后，采用了髓内钉或者钢板螺钉进行内固定手术。

病例 15：摔伤后腹股沟区域疼痛

病史

一位 79 岁的老妇人因为摔伤到急诊室就诊。她摔倒后无法起身，在硬地板上躺了 6 小时才想办法叫到了救护车。患者主诉腹股沟区域疼痛，并且患侧无法受力。患者既往罹患心房颤动，一直口服华法林治疗。患者精神状态评分满分，受伤以前可在单根拐杖辅助下短距离行走。

检查

患肢短缩外旋畸形，患者不敢活动髋关节，被动活动可引起疼痛。X 线影像如图 15.1 所示。

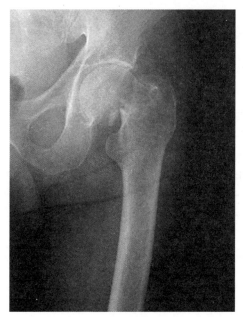

图 15.1

问题

- 诊断是什么？
- 如果患者因为疼痛无法拍出满意的 X 线片，进一步需要哪些检查来确诊？
- 此类损伤如何分型？
- 描述股骨头的血供。
- 如何处理该患者？
- 如何处理一个囊外型股骨近端骨折的患者？

解析

诊断是股骨颈骨折。患肢短缩、外旋和不能负重，X 线片提示一个囊内的股骨近端骨折。

股骨颈骨折在骨科病房里是很常见的，通常发生在摔倒的老年人当中。髋部骨折患者平均年龄为 77 岁。死亡率很高，约有 10% 的患者在伤后 1 个月内死亡，伤后 12 个月有 1/3 患者死亡。然而，仅有不到 50% 的死亡患者是由于骨折去世的，这反映了此类骨折患者多患有其他基础疾病。患者的精神状态也很重要，相比于精神状态良好的患者，老弱患者出现败血症和人工关节脱位的风险增加 3 倍。在此类患者当中，1 年后有超过 50% 以上的患者死亡。

当 X 线片诊断有困难时，磁共振检查是很好的选择。如果不具备磁共振条件或患者无法进行检查，可以进行放射性核素骨扫描检查，或在 24~48 小时之后再进行 X 线检查。

Garden 分型是应用最广泛的股骨颈骨折分型。上述病例应为 Garden Ⅳ 型骨折。

股骨头的血供主要有 3 个来源。

1. 支持带血管，股动脉或股深动脉发出的旋股内侧，外侧动脉，在股骨颈基底部形成动脉环。
2. 股骨颈动脉环的股骨颈升支血管。
3. 股骨头圆韧带动脉。

旋股内侧动脉的一大分支形成了囊外动脉环的后部，前部主要有旋股外侧动脉形成。股骨颈升支血管走行于股骨颈表面粗隆间线的前方。在后方，颈分支动脉走行于股骨头关节软骨边缘的滑膜之下。这些分支血管很容易在股骨颈骨折时候发生损伤。

此类患者的处理应遵循国家推荐指南。在急诊室或病房进行的早期评估应包括压疮风险、水代谢和营养状况、液体平衡、疼痛、核心体温、生活自理能力、基础疾病、精神状况、受伤前的活动状况、运动能力、所处的社会环境，以及是否有保姆照顾等方面。

上述病例患者伤后在硬地板上躺了 6 小时，这就提示有很高的压疮风险。应让患者睡气垫床或者表面压力减低的床面。足跟部和骶尾部应很好地保护，以防出现压疮。应该给患者保暖，足够的镇痛治疗并纠正可能存在的水电解质紊乱。

理想状态是患者手术前应在骨科病房接受支持治疗。患者长期服用华法林，应停用，如果患者具有尽早手术条件，可口服或静脉途径给予维生素 K 以拮抗华法林。同时也可以给予患者新鲜冷冻血浆。皮牵引或骨牵引不建议在术前使用。

术前预防性使用抗生素可以降低感染风险，推荐进行 28 天的机械或化学抗凝治疗措施。

无移位的关节内骨折推荐采用螺钉进行内固定治疗。然而，术前评估应考虑患者的行动能力、精神状态和已经存在的骨与关节疾病等方面。该患者是有移位的囊内型骨折，如果她是个年轻患者，可以考虑采用切开复位内固定术以保留患者的股骨头。如果患者平时活动很多，可以考虑采用全髋关节置换术。考虑到该患者的实际情况，推荐采用骨水泥固定的人工股骨头置换术。如合并严重的心肺疾病，可采用生物型人工股骨头置换术。

所有的囊外型股骨近端骨折都应行手术治疗，除非有医疗上的绝对禁忌证。动力髋螺钉是不错的选择，但它不能用于一些特殊类型的骨折（反斜形骨折、逆粗隆或者粗隆下骨折），这些特殊类型骨折更加倾向于使用髓内系统固定。

! 股骨颈骨折 Garden 分型

- Ⅰ型是不完全骨折，骨折线没有贯通整个股骨颈。
- Ⅱ型是完全骨折，骨折没有移位。
- Ⅲ型是完全骨折，骨折有轻度移位。
- Ⅳ型是完全骨折，且骨折完全移位。

🔑 要点

- 股骨颈骨折是骨科病房里很常见的，死亡率很高。
- 股骨头的血供在微小移位的骨折中很重要。
- 有移位的囊内型骨折采用关节置换术治疗，有移位的关节外固定采用切开复位内固定术治疗。

病例 16：运动事故导致的小腿肿痛

病史

一名 22 岁的年轻足球运动员在比赛中遭遇抢断，他听到一声折断声后倒地，感觉左腿剧痛，不能负重。球队的理疗师和队医抵达后将其用担架送到急诊室。

检查

这个运动员的腿有中度的肿胀，没有皮肤开放伤。触诊时小腿中段以下剧痛，小腿可见畸形，足部的感觉和血供未见异常。X 线片如图 16.1 和图 16.2 所示。

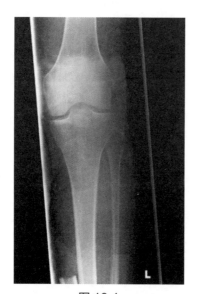

图 16.1

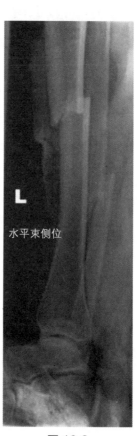

水平束侧位

图 16.2

问题

- 诊断是什么？
- 如果这是开放性骨折，如何分型？
- 如何处理该患者？

解析

诊断是胫骨干骨折。胫骨是人体长骨骨折最常见的部位。干部骨折多由高能量损伤导致，胫骨也可能发生疲劳性骨折，这类疲劳骨折患者中，多有最近运动量改变的病史和典型的负重后疼痛，而休息后缓解的症状。

胫骨干开放性骨折最常用的分型方法是 Gustilo 和 Andersen 分型法。

开放性骨折是外科急症。理想状态下，应被立即送入手术室行手术治疗，或尽快安排手术。抗生素应在急诊室就开始使用，同时应给予镇痛并稳定骨折（夹板）。必须仔细检查和评估是否合并血管神经损伤。在使用髓内钉或者外固定架稳定骨折后，最好同时请整形外科专家来进行软组织的修复。

此类损伤可能发生很多并发症：感染（尤其是开放性骨折），骨折延迟愈合（多见于吸烟者），畸形愈合（常见胫骨远折端内翻而近折端外翻），骨折不愈合（多见于大面积的骨膜剥离、骨外露和严重的粉碎移位骨折）。

绝大多数无移位的闭合性骨折采用石膏固定的非手术治疗。膝关节固定于 10°～15° 的屈曲位，踝关节固定于屈曲位。固定后需在医院观察，以便给予镇痛治疗，并监测是否出现骨筋膜室综合征。后续应及时复查随访 X 线片以确保复位没有改变。总固定时间应达 3 个月，包括前期的禁止负重固定时间和后期的逐渐过渡到完全负重固定时间。6 周时如果 X 线片上可以看到明显的骨痂生长，可以将长腿过膝石膏更换为短腿膝下石膏。

采取石膏固定非手术治疗的胫骨干骨折，必须密切频繁监测，以确保骨折端对齐没有再次移位。12 周时有足够的骨痂形成以后，可以去除外固定。

在上述病例患者，骨折有移位，并且属于不稳定性骨折，需要手术治疗。以下可被认为是不稳定骨折：超过 1.5cm 的短缩，超过 5° 的内翻或外翻，超过 10° 的向前或向后成角，石膏固定后骨折对位偏移超过 50%。另有一些特殊的因素可以增加骨折的不稳定性，例如粉碎程度高，腓骨近端骨折，多段的或者远端的骨折。髓内钉和外固定架逐渐取代了钢板，因为前两种方法具有更低的感染率和软组织创伤。多数患者的胫骨髓内钉无须取出，永久置于患者体内。如果髓内钉引发了某些不适，例如膝关节前方的疼痛，交锁钉顶压皮肤，或者单独交锁钉，或全部的髓内钉系统，在患者骨折愈合后，可以去除。

！ Gustilo & Anderson 胫骨干开放性骨折分型

- Ⅰ型：伤口清洁，伤口小于 1cm
- Ⅱ型：伤口超过 1cm，没有广泛的软组织挫伤
- ⅢA 型：伤口有广泛的软组织挫伤，通常伤口大于 1cm，骨折处有软组织覆盖
- ⅢB 型：骨折处有骨膜的剥离，通常需要软组织修复覆盖（如转移皮瓣）
- ⅢC 型：骨折合并需要手术修复的动脉损伤

> 🔑 **要点**
>
> - 胫骨干骨折通常发生于高能量损伤，也可以因为疲劳发生骨折。
> - 检查骨折是否合并开放性损伤，是否合并血管神经的损伤，评估骨筋膜室的压力。
> - 开放性骨折是外科急症。理想状态下，应被立即送入手术室手术治疗，或尽快安排手术。
> - 治疗过程中可能需要整形外科专家来进行软组织的修复。
> - 绝大多数无移位的闭合性骨折可以使用石膏固定非手术治疗。不稳定骨折应进行内固定手术。

病例 17：意外事故导致的膝关节肿痛

病史

一位 45 岁的男性过马路时发生交通意外，他被小汽车的保险杠部位撞伤。患者左膝外侧受力，随后出现了膝关节的肿胀，不能负重，被救护车送至急诊室。

检查

患者只有左膝部受伤，关节明显肿胀，触诊时左膝关节外侧可及明显压痛，膝关节外翻时也有明显压痛。左膝不敢活动，被动活动引发疼痛，没有血管神经损伤和骨筋膜室综合征的表现，X 线片如图 17.1 和图 17.2 所示。

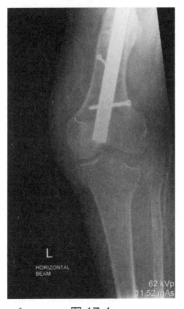

图 17.1

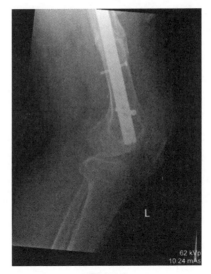

图 17.2

问题

- 诊断是什么？
- 如何从临床上和影像学上评估此类损伤？
- 描述此类损伤的分型和可能合并的损伤。
- 描述处理此类损伤的原则。

解析

诊断为胫骨平台骨折。这个骨折破坏了胫骨近端的关节面，出现血肿，使膝关节迅速肿胀。发病高峰见于 30~40 岁的男性和 60~70 岁的女性。老年女性的高发病率和骨质疏松有关，她们多发生塌陷性骨折。年轻患者的胫骨平台骨折多和高能量损伤相关，多为劈裂性骨折。

了解损伤机制非常重要，这有助于帮助我们判断这是低能量损伤或者是高能量损伤。血肿应当被记录。对比双侧膝关节评估畸形。腿伸直时可进行轻柔的应力试验，来评估膝关节韧带的情况。外侧打击暴力损伤可能导致内侧副韧带的损伤。必须仔细检查有无骨筋膜室综合征的表现或先兆。仔细检查膝关节周围神经的损伤情况，尤其是腓总神经。任何腘动脉可能损伤的征兆都应行腘动脉造影以排除。

体格检查后，应拍摄膝关节的正侧位片。阅片时，应记住胫骨平台的外侧平台是凸面的而内侧平台是凹面的。CT 扫描可以清晰地显示骨折线的方向和骨折块的移位程度。

胫骨平台骨折的分型方法很多，应用最多的是 Schatzker 分型法，共分为 6 型。

- Ⅰ型是胫骨外侧平台楔形劈裂骨折，最常见于年轻患者。
- Ⅱ型是胫骨外侧平台劈裂伴塌陷的骨折。平台下骨质可能伴有骨质疏松。损伤机制通常是外翻应力和轴向压缩力的组合。不要漏诊相关损伤，如腓骨头和颈部骨折、韧带损伤，尤其是内侧副韧带，以及股骨内侧髁骨撕脱。
- Ⅲ型为胫骨外侧平台纯塌陷性骨折。受伤时膝盖的弯曲角度决定了塌陷的程度。
- Ⅳ型是胫骨内侧平台的骨折，在所有胫骨平台骨折中预后最差。有两种Ⅳ型损伤。低能量损伤可以在老年骨质疏松患者中导致明显的压缩。高能骨折通常发生在年轻患者中，可能与髁间隆起骨折、外侧韧带断裂和腓神经轨迹损伤有关。
- Ⅴ型是胫骨内侧和外侧髁的骨折。当膝盖处于伸直状态时，轴向的暴力可以导致这类损伤。通常都是高能量损伤，要注意可能合并的软组织损伤，包括周围半月板脱离、前交叉韧带撕脱伤、神经血管损伤和膝关节脱位，以上都可能增加膝关节不稳定性和引发骨筋膜室综合征。
- Ⅵ型是一种复杂的双髁骨折，其干骺端骨块与骨干分离。这种损伤模式是高能量创伤的结果。

骨折移位在 5mm 之内的可以采用非手术治疗，而塌陷超过 5mm 的骨折需要考虑行关节面抬举和植骨填充缺损。胫骨平台骨折治疗的目的是恢复关节的稳定性和良好的对合关系，使关节面平整，以保证关节在各个方向的运动范围。内固定技术，包括手法整复术、经皮固定术和防滑技术。当患者骨折严重粉碎或合并软组织毁损伤，无法应用内固定时，环形外固定技术是一个很不错的选择。

⚷ 要点

- 老年女性胫骨平台骨折的高发病率和骨质疏松有关，她们多发生塌陷性骨折。年轻患者的胫骨平台骨折多和高能量损伤相关，骨折多为劈裂性。
- 应拍摄膝关节的正侧位片以评估骨折。CT 扫描可以清晰地显示骨折线的方向和骨折块的移位程度。
- 骨折移位在 5mm 之内的可以采用非手术治疗。
- 胫骨平台骨折治疗的目的是恢复关节的稳定性和良好的对合关系，使关节面平整，以保证关节在各个方向的运动范围。

病例 18：腿部挤压伤

病史

一位 25 岁的消防员在一起仓库火灾的善后工作中，被倒塌的建筑混凝土块砸中腿部，2 小时后才把他救出并送往医院。

检查

这位年轻消防员的右腿有广泛的软组织挫伤，异常肿胀，表面沾满了混凝土的碎块。触诊发现患者右腿张力很高，在被动牵拉足趾的时候，患者也能感觉到腿部明显的疼痛。患者右足感觉也有异常。右足背动脉搏动存在。影像学检查提示右胫骨中段的横行骨折。尽管增加了吗啡的剂量，患者的腿部疼痛仍不能缓解。

问题

- 诊断是什么？
- 病因是什么？
- 此种情况有哪些危险？
- 进一步需要哪些检查？
- 如何处理该患者？

解析

结合肢体受压病史，已有的胫骨骨折，局部张力增高和被动牵拉痛，可明确诊断为骨筋膜室综合征。此种情况是骨科急症，处理不当可能导致截肢和生命危险。

当一个闭合的腔室的组织压力高于血流灌注压力时，可导致局部的微循环障碍，可进一步发展为骨筋膜室综合征。此时，局部的毛细血管中血流消失了。没有了循环，组织供氧停止，缺氧损伤可使细胞释放一系列血管活性物质（如组胺、血清素等），可以使血管内皮细胞通透性增加。毛细血管导致了持续的液体丢失，进一步增加了组织压力加重了损伤。神经传导速度减慢，由于无氧代谢的原因，使得组织的 pH 下降。周围软组织进一步损伤，肌肉组织开始坏死，并开始释放肌红蛋白。如不治疗，可能导致患者永久性的功能损害，继发于横纹肌溶解的肾衰竭，甚至死亡。

骨筋膜室综合征患者高危因素包括高速致伤物损伤、长骨骨折、高能量损伤、贯通伤（枪伤或刺伤）、挤压伤，以及受伤时正在使用抗凝剂的患者。

患者通常主诉有和创伤程度不相匹配的剧烈疼痛，患肢检查可以发现张力很高的肿胀，或者极高张力的骨筋膜室。远端足趾或手指的肌腱被动牵拉痛是典型的特点。后期的表现可有肢体苍白、感觉麻木、运动麻痹及远端肢体无脉等表现。感觉神经先开始失去作用，然后是运动纤维失能。某些神经可能比其他神经更早的提示骨筋膜室不断增加的压力。例如，小腿前部间室常先累及腓深神经，第一、第二足趾间趾蹼间隙感觉会消失。

骨筋膜室综合征的进展取决于骨筋膜室的压力和血压。舒张压与骨筋膜室压力差值应小于 30mmHg。应准确测量骨筋膜室的压力，如压力差值大于 30mmHg 应进行干预。

上述病例中，所有的敷料和支具应去除，有证据表明覆盖物的去除可以降低 15% 左右的压力，而后去除支具可进一步降低 15% 的压力。肢体应放置与心脏同高的位置，不要太高，以增加组织灌注。应给予患者吸氧，额外的氧气可以增加组织的氧分压。低血容量可加重缺血，应行静脉补液保持恰当的血容量。

此患者应至手术室行骨折固定术。筋膜切开减压是治疗骨筋膜室综合征的有确切效果的手段，其目的是获得及时和足够的筋膜间室压力释放以保证组织的灌注。手术医师需要准确辨认坏死组织并彻底清理，这样可以减少感染的风险增加软组织恢复的概率。不论采用什么切口，腿部的所有间室都应被打开已获得彻底的减压。延迟手术可能导致缺血性挛缩甚至截肢。

> **🔑 要点**
>
> - 骨筋膜室综合征是骨科急症。在一个密闭的腔室内，组织灌注压力下降低于组织压力。
> - 高危损伤原因有高能量损伤和挤压伤。
> - 患者通常主诉有与创伤程度不相匹配的剧烈疼痛。
> - 骨筋膜室压力大于 30mmHg 需要积极干预治疗，骨筋膜室切开减压是疗效比较确切的治疗手段。

病例 19：交通事故导致的足部疼痛

病史

一名 45 岁的建筑工开车上班途中遭遇交通意外，一辆自行车突然在他前面转弯，建筑工也紧急转向并急刹车闪避，然而他的脚在闪避过程中被刹车踏板卡住。救援人员切断了踏板才得以移出他被卡住的脚，他感觉到足部剧痛，随后被送往医院。

检查

该建筑工主诉足后部疼痛，体检发现他的中足部位肿胀，但没有开放性伤口，也没有血管神经损伤的表现。中足近端有明显的压痛。X 线片如图 19.1 和图 19.2 所示。

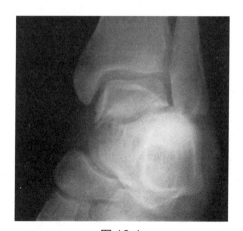

图 19.1

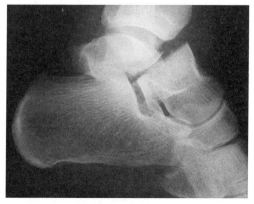

图 19.2

问题

- 诊断是什么？
- 此类损伤还可合并何种其他损伤？
- 描述距骨的血供。
- 此类损伤可能的并发症有哪些？

解析

诊断为距骨骨折。X 线侧位片提示了距骨颈部的移位骨折。 Hawkins 医师在 1970 年对距骨颈骨折进行了分型。

- Ⅰ型：无移位的距骨颈骨折。
- Ⅱ型：距骨颈骨折有移位，伴有距下关节半脱位或全脱位（上述病例距骨颈骨折但距下关节没有脱位）。
- Ⅲ型：距骨颈骨折伴有移位，距骨体在踝关节和距下关节均有脱位。距骨体常被挤到后内侧或位于跟腱和胫骨后表面之间。
- Ⅳ型：距骨颈骨折伴有移位，距骨体在踝关节和距下关节均有脱位。距骨头部在距舟关节脱位。

Hawkins 征是指距骨穹顶部位出现的骨质缺损带或者透亮影。

合并损伤比较常见，多可能为内踝或腰椎骨折。

距骨体中部的血供来源于跗管动脉，该动脉来源于胫后动脉，在踝关节以下 2cm 处发出。约距跗管动脉起始点 5mm 处发出一支三角支，供应距骨体的内侧 1/4。足背动脉和腓动脉发出分支合并形成跗骨窦动脉，该动脉供应距骨体的外侧部和距骨头的大部分。

Ⅰ型骨折时，距骨颈内从远端流向近端的骨内的血管受到了破坏，因此距骨体缺血性坏死发生率为 0~10%。Ⅱ型骨折时，距骨颈内血管和跗骨窦动脉血供被破坏，距骨体缺血性坏死发生率为 20%~50%。在Ⅲ型骨折，由于血供完全被破坏，缺血性坏死发生率为 50%~100%。Ⅳ型骨折时，由于距骨头部血供也被破坏，缺血性坏死发生率接近 100%。

🔑 要点

- 距骨骨折发生于背屈暴力之下。
- 距骨的血供很脆弱。
- 合并损伤比较常见，多可能为内踝或腰椎骨折。
- 距骨缺血性坏死发生率取决于距骨骨折的移位程度，10%~100% 不等。
- Hawkins 征是指距骨穹顶部位出现的骨质缺损带或者透亮影。

病例 20：高处坠落导致的后足损伤

病史

一名 30 岁的屋顶修理工不慎从 3m 高的梯子上摔下，足跟着地，主要受力在一侧足部。随即患者感到了后足部的剧痛，腰椎和其他部位没有疼痛。

检查

患者足跟部明显肿胀，伴有皮下瘀斑。他的内外踝处没有压痛，后足部位疼痛明显。患者不愿意活动踝关节，尽管事实上他可以做到。没有足部血管神经损伤的表现，足背动脉和胫后动脉搏动良好。患肢不敢踩地负重。X 线片如图 20.1 所示。

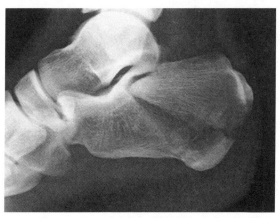

图 20.1

问题

- 诊断是什么？
- 此类损伤可能合并其他什么损伤？
- 此类损伤的影像学特点是什么？
- 如何处理该患者？

解析

诊断为跟骨骨折。年轻患者中，跟骨骨折的最常见病因是高处坠落，足部着地，是最常见的跗骨骨折。

跟骨骨折患者常合并腰椎、颈椎骨折或股骨近端骨折。跟骨骨折患者应进行彻底的体格检查和影像学检查，以排除其他部位的合并损伤。

X 线摄片应包含正位、侧位、斜位、轴位和 Broden 位。跟骨正位片可以评估是否累及跟骰关节，是否有跟距关节半脱位和跟骨外侧壁是否增宽。踝关节正位片可以评估跟骨外侧壁骨折移位时是否有腓骨下撞击。

侧位片可以显示跟骨的骨折线。足侧位片可以用来评估 Bohler 角。该角由 2 条相交的线形成，一条线是跟骨结节与跟骨后关节突的连线，另一条线是跟骨前后关节突连线。正常情况下此夹角为 25°~45°。某些合并距下关节脱位的严重骨折中，这个角度会变小甚至消失。

斜位片可以显示骨折线的主要方向和某些细小的骨折块。轴位片对显示主要骨折线有帮助，也可以显示是否有内翻移位、后方关节面移位、跟骨外侧壁移位和腓骨撞击。Broden 位片是患侧小腿内旋 45°，以踝关节为中心进行投照。射线束对准外踝可评估跟骨后方关节面。CT 扫描亦可以评估后方关节面，评估骨折粉碎程度，指导分型和治疗。

治疗的目的是恢复足跟的高度和长度，平整距下关节关节面和恢复足跟的力量轴线。不论是采取石膏固定非手术治疗或者钢板螺钉手术治疗，均应遵循以上原则。

🔑 要点

- 跟骨骨折是最常见的跗骨骨折。
- 此类骨折患者要注意排除任何节段的脊柱骨折。
- CT 扫描可以评估骨折粉碎程度，指导分型和治疗。
- 石膏固定非手术治疗用于没有移位的稳定骨折。切开复位内固定术用于不稳定的移位骨折。

病例 21：脊柱弯曲

病史

一名 14 岁的男孩被父母发现有脊柱畸形，带到全科医师那里。母亲说孩子最近在长身体（经历快速生长期），这期间脊柱的弯曲明显增加。尽管孩子没有背部疼痛，但他的父亲还是很担心。

检查

男孩，右胸弯，如图 21.1 所示。右肩的高度高于左肩，肩胛骨突出，腰部皮肤折痕不对称，髂嵴高度不齐。身体向前弯曲时，可观察到胸背部"剃刀背"畸形。四肢神经学检查正常。X 线片如图 21.2 所示。

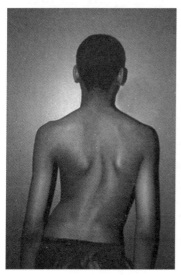
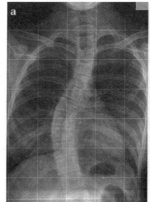
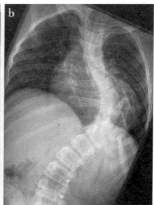

图 21.1　　　　　　　　　　　　图 21.2

问题

- 诊断是什么？
- 这种疾病最常见的类型是什么？
- 对这种疾病最有效的临床检查筛选工具是什么？
- 对于这种疾病（尤其是先天型）应该进行哪些检查？

解析

该男孩诊断为特发性脊柱侧弯，这是最常见的脊柱畸形疾病。脊柱侧弯在 12～14 岁的患者中发病率最高。如果脊柱畸形要诊断为脊柱侧弯，脊柱序列上必须同时具有侧方弯曲（冠状面）和旋转（横向面）的特点。侧方弯曲（冠状面）大于 10° 才能称为脊柱侧弯。特发性脊柱侧弯有 3 种类型：婴儿型（出生至 3 岁）、儿童少年型（3 岁至青春期）和青少年型（青春期前后或刚过青春期）。

其他最常见的类型是先天性侧凸、神经肌肉型侧凸和非结构性侧凸。脊柱侧弯也见于其他疾病，如神经纤维瘤病（马方综合征、埃勒斯 - 丹洛斯综合征）、肿瘤、创伤性脊柱损伤、感染、脊柱滑脱和退行性脊柱疾病。

Adam 弯腰试验（Adam's forward-bending test，可使用 scoliometer）是一种有效的筛选方法。其他体格检查应包括姿势和身体轮廓的评估，常见的表现如肩部不对称和肩胛骨突出。最常见的弯曲类型（右侧胸弯）中，右肩向前旋转，右肩胛内侧边缘向后突出。

所有患者应行全套的神经学检查，包括全套上肢、下肢反射及腹壁反射检查。是否存在下肢肌张力增高，并对共济失调和（或）平衡不良或本体感觉进行筛查（Romberg 试验）。因为脊柱侧弯患者中有很大比例的人有肢体长度差异，推荐使用一种或两种方式来测量下肢长度（减少误差）。触诊脊柱通常是无痛的。

垂线测试也有助于诊断。在患者 C_7 棘突上放置一根系有小重量铅锤的绳子，让它垂直下落，正常应该落在臀沟的中线。在失代偿性脊柱侧弯中，垂线将落在臀沟的偏一侧。在平衡性或代偿性脊柱侧弯时，则会落在中线。脊柱正位和侧位 X 线片评估畸形程度。记录所测量的曲度常用 Cobb 角和 Mehta 角（肋骨椎体角）。

泌尿生殖系统异常和椎管内异常与先天性脊柱侧弯有关，超声检查后腹膜部位甚至可发现肾脏和泌尿生殖系统的异常。即便没有任何临床神经表现，在先天性脊柱侧弯的初步评估中，医师仍需采用 MRI 评估全脊柱序列，确保椎管内是否存在异常。

🔑 要点

- 脊柱侧弯的患病率在 12～14 岁年龄段中最高。
- 侧方（冠状面）弯曲和旋转（横断位）必须同时存在，最常见的弯型是右胸弯。
- Adam 弯腰试验是一种有效的筛选方法。常见肩部不对称和肩胛突出。Cobb 角和 Mehta 肋骨椎体角用来记录侧弯曲度值。
- 在先天性脊柱侧弯的初步评估中应进行 MRI 检查。
- 特发性脊柱侧弯的治疗选择可能是观察、矫形或手术干预。

病例 22：严重腰痛

病史

一名 53 岁的妇女在购物后出现了严重的背部疼痛。她搬运沉重的购物袋上车后开车回家，但在路上背痛逐渐加重，很难找到一个舒适的姿势。至晚上疼痛已经放射到双腿后侧。臀部皮肤感觉丧失，并出现尿失禁。患者非常焦急并由丈夫陪同下至急诊室，她甚至需要他人搀扶才能进入医院诊室。

问题

- 诊断是什么？
- 是什么导致了这种情况？
- 应做什么检查？
- 如何处理该患者？

解析

诊断为马尾综合征，这是一种骨科的急症。该病特征性非常明显，包括腰痛、单侧或双侧坐骨神经痛、伴有鞍区麻木（骶部感觉正常）、膀胱和肠道功能障碍。尿潴留是最常见的表现。起病初期，患者可能感觉在开始或停止排尿时有困难，随后可能是大小便失禁，先是排尿异常，然后大便异常。

直肠检查常显示肛门张力差。尿失禁继发于溢尿。根据受累神经根的不同，下肢可能会出现不同程度的运动和感觉丧失。下肢各种反射可能存在，但通常是减弱或不存在。

马尾位于脊髓圆锥下方。此处椎管内充满马尾神经，由运动神经根和感觉神经根组成。诸多病变可压迫马尾神经根，例如中央型椎间盘脱出，脊柱原发性或继发性转移肿瘤，硬膜外脓肿或血肿、创伤，也可能由手术并发症导致。

MRI 是首选的检查方法，CT 扫描也有助于诊断。

务必安排骨科脊柱专业或神经外科的紧急会诊，转运到有能力进行脊柱手术的医疗单位。长期而言，如果治疗不及时，那么患者未来遗留肢体乏力、尿失禁、阳痿和（或）感觉异常都是可能的。早期使用类固醇激素治疗备受争议。如果明确病因并尽早进行适当的脊柱减压手术，预后就能改善，延期手术减压则疗效不确切，且预后较差。

🔑 要点

- 马尾综合征是一种骨科急症。
- 预警征象包括腰痛、单侧或双侧坐骨神经痛、鞍区麻木（骶部感觉正常）、膀胱及肠道功能障碍。
- 需要脊柱外科或神经外科紧急会诊。

病例 23：儿童髋关节弹响

病史

4 岁的女孩被父母带到儿科门诊，因为他们发现患儿的髋关节有弹响，但无相关的疼痛。母亲既往有过同样的问题，当时医师建议她必须行石膏固定。患儿和患儿母亲均通过臀位分娩的，患儿母亲在妊娠期间曾被诊断为羊水过少。

检查

患者无明显不适或疼痛，髋部臀纹不对称，右髋有弹响声。X 线片和临床照片如图 23.1 和图 23.2 所示。

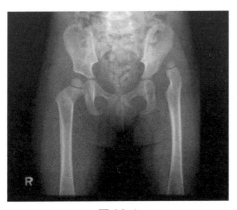

图 23.1

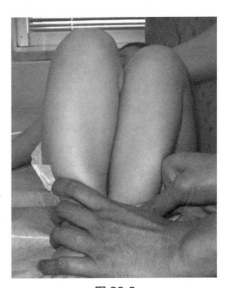

图 23.2

问题

- 诊断是什么？
- 哪些危险因素会导致这种疾病？
- 协助诊断的临床检查有哪些？
- 你会用哪些进一步的影像学检查来确诊这种髋关节疾病？
- 如何治疗这种疾病？

解析

诊断为髋关节发育不良（DDH），特点是臀纹不对称，髋关节弹响，双下肢不等长，以及影像学改变。DDH 的定义是髋关节的异常发育，受累髋关节可以由最初的无症状伴有轻微的影像学改变，进展到轻度关节不稳，甚至出现明显的脱位并伴有髋臼改变。

危险因素包括：女性、臀位出生、初产婴儿、出生体重大、家族史、多胞胎和羊水过少等。

Ortolani 和 Barlow 试验有助于发现婴儿期髋关节不稳。

- Ortolani 试验（弹入试验）：检查者将拇指放在股骨内侧，示指放在大转子处，髋外展，在大转子上施加轻微的压力。当髋部下移时，会感到弹响。Ortolani 认为该试验阳性表现与髋关节复位进髋臼有关。

- Barlow 试验（弹出试验）：髋关节内收，在髋关节上施加轻微的后侧压力或外侧压力，当髋臼半脱位时，能感觉到弹响。

Galeazzi 征可用于诊断单侧髋关节脱位，患者仰卧位，髋关节和膝关节屈曲，检查可发现双下肢不等长。虽然这通常是由于髋关节脱位导致，但重要的是任何肢体长度的差异都会导致 Galeazzi 征阳性。DDH 的常见症状是患侧髋关节外展受限。

晚期脱位的其他检查包括臀纹或腹股沟处皮肤不对称。相关异常还包括距骨内收和斜颈。双侧髋关节脱位通常很难诊断，通常表现为伴有脊柱过度前凸的鸭步。

超声在 DDH 的诊断和治疗中都发挥着重要的作用，α 角用来测量髋臼的凹度，正常 α 角是 $60°$，$50°\sim60°$ 为临界，需随访，小于 $50°$ 视为异常。

早期诊断有助于 DDH 的成功治疗。其主要目的是将股骨头纳入髋臼以保证髋关节的正常发育。Pavlik 吊带是治疗新生儿髋关节不稳的首选方法。髋关节过度屈曲可导致股神经受压和关节下脱位。由于担心出现股骨头缺血性坏死，应避免过度外展髋关节。

在麻醉和关节造影评估髋关节是否可复位之后，可以对 6~24 个月的婴儿进行治疗。如果髋关节可复位且包含在髋臼内，人字形石膏法是一个好的选择。石膏通常佩戴 6~12 周，如果发现髋关节稳定，则应改用外展位支具。

对于年龄大于 2 岁的儿童或闭合复位失败的年龄较小的孩子，切开复位术是首选的治疗方法。对于 3 岁以上的婴儿（如本例），采用股骨短缩代替牵引，必要时辅以股骨近端内翻截骨术。大于 4 岁的婴儿如果有残留的髋臼发育不良，应采用髋臼截骨术。除非髋关节复位，否则很可能早期出现退行性骨关节炎。

⚷ 要点

- DDH 定义为髋关节发育不良。
- Ortolani 和 Barlow 试验有助于发现婴儿期髋关节脱位。
- 超声可以用来测量 α 角。
- 治疗策略取决于确诊年龄。

病例 24：7 岁男孩髋关节和大腿疼痛

病史

一名 7 岁的男孩告诉他的父母，他感到左髋部疼痛，放射到大腿处，已经持续了 4 周，疼痛轻微并呈间歇性发作，近期无创伤或感染史。男孩被带到全科医师处就诊，询问为何疼痛症状持续存在。

检查

患者无发热，步态跛行，双下肢长度相差 5mm，髋关节内旋和外展运动缺失，初步血检验显示白细胞计数正常。X 线片如图 24.1 所示。

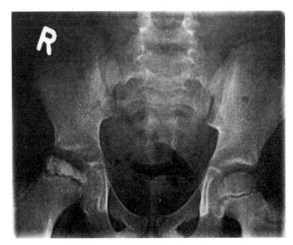

图 24.1

问题

- 诊断是什么？
- 描述相关的 X 线特征。
- 如何处理这种情况？

解析

诊断为 Legg-Calve-Perthes 病（LCPD），即股骨头骨骺特发性骨坏死。股骨头的塌陷可导致下肢长度差异，需与化脓性关节炎进行鉴别诊断。然而，该患者白细胞计数正常，患者没有发热，并不支持该诊断。其他需要考虑的诊断包括脓毒髋、一过性滑膜炎、淋巴瘤、脊椎骨骺发育不良、干骺端发育不良和股骨头骨骺滑脱等。

LCPD 的病因尚不清楚，常累及股骨头骨骺，15%～20% 的患者双侧受累，男性发病率是女性的 4～5 倍，最常见于 4～8 岁的儿童。

骨盆平片和蛙式位片有助于确诊。虽然有许多分期方法，但对于最佳的分期方法仍有争议。基本上，根据 X 线片可以看到影像学的 5 个阶段：最初股骨头骨骺处的生长停止，股骨头骨骺变小，患侧关节间隙变宽；随后是软骨下骨折；股骨头骨骺呈线性透光，X 线片上可见骨吸收；新骨再骨化；最后是愈合期。

辅助影像检查包括 ^{99m} 锝骨扫描或 MRI，有助在普通 X 线片上清晰显示之前受累血管的变化。动态关节造影有助于评估股骨头的弧度及其与髋臼的关系。

治疗的目标是从长远上避免出现严重的退行性关节炎。对该例患者来说，初步治疗是减轻负重，将股骨头表面固定在髋臼内，同时保持一定的活动范围，可以使用支具或石膏维持股骨头和髋臼的关系。一旦进入愈合期，可以每 6 个月随访一次。需要进行长期随访评估最终结果，并关注继发性退行性变化。对于无法维持满意疗效的患者，可能需要对髋臼和（或）股骨近端进行外科手术治疗。

发现该病的年龄越小，预后越好，在 8～10 岁之后才发现的患者极有可能在四五十岁时出现骨关节炎。

🔑 要点

- LCPD 最常见于 4～8 岁的儿童。
- 该病特点是股骨头骨骺变小，患侧关节间隙变宽，软骨下骨折；股骨头骨骺呈线性透光，X 线片上可见骨吸收，新骨再骨化。
- 治疗包括减轻负重，将股骨骨骺包容在髋臼内，同时维持一定的运动范围。
- 年龄越小，预后相对较好，晚年出现骨关节炎的风险较高。

病例 25: 青少年髋关节疼痛

病史

一名 12 岁的肥胖男孩经常走路上学，最近 3 天他感到腹股沟疼痛并且活动受限，疼痛逐渐加剧并放射到膝关节，遂至急诊就诊。

检查

男孩的患肢无明显畸形和压痛。右髋关节运动度检查显示在屈曲过程中，髋关节也进入外旋状态。X 线片见图 25.1 和图 25.2。

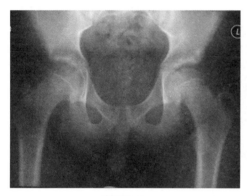

图 25.1

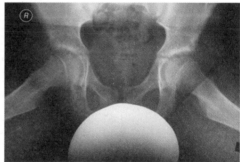

图 25.2

问题

- 诊断是什么？
- 哪些人是这种疾病的高危人群？
- 描述放射学检查结果。

解析

诊断为股骨头骨骺滑脱（slipped upper femoral epiphysis, SUFE），股骨头骨骺向后下方移位，这在该患者年龄段是很常见的。滑脱发生在生长板的增殖区和肥厚区之间。患者可表现出由臀部经闭孔神经放射至膝关节的疼痛，通常将患髋保持在被动的外旋位置。在这种情况下，髋关节屈曲可能导致股骨明显外旋而内旋很小。患者可负重，也可能无法负重。临床表现可分为急性、慢性或慢性病程急性发作。3 周以内有如下症状：髋关节或膝关节疼痛、跛行和活动范围缩小的症状被归类为急性，就像本例一样。症状超过 3 周被认为是慢性的。症状持续时间超过 3 周，但表现为急性加重的疼痛、跛行、无法负重或活动范围减小及伴有或不伴有创伤的称为慢性病程急性发作。

SUFE 通常发病于 10~16 岁，男孩发病率高于女孩。一般来说，约 20% 的患者在发病时双侧受累。通常，在就诊时约有 20% 的患者为双侧受累。肥胖是危险因素，因为它会使髋关节近端生长板周围承受更多的剪切力，使其处于危险中。在 10 岁以下的患者中，SUFE 与代谢性内分泌失调有关（如甲状腺功能减退，全神经垂体功能减退，性腺功能减退，肾性骨营养不良，生长激素异常）。

应拍摄骨盆／髋的正位和蛙式位片，以评估股骨头部移位，特别是后位和下位，如本例蛙式位 X 线片所示。在轻度 SUFE 病例中，可能会看到骨骺板的增宽和模糊。沿着股骨颈的上缘描绘的 Klein 线可能不会与股骨头相交（Trethowan 征），就如本例一样。由于头部在干骺端后面的叠加导致 X 射线吸收增加，因此可能会出现干骺端变白。股骨颈和头部的骨质改变可能表明有慢性症状史，如慢性病例可在股骨颈的后／下部分显示出新骨形成。随着时间的推移，由于髋臼盂唇或髋臼边缘的侵蚀，干骺端上缘变得圆钝。

⚷ 要点

- 在 SUFE 中，股骨近端骨骺发生后下移位，髋关节屈曲时可导致外旋而内旋很小。
- SUFE 分为急性、慢性和慢性病程急性发作。
- 发病年龄在 10~16 岁。
- 肥胖和内分泌代谢紊乱是危险因素。
- 有出现缺血性坏死的风险。

病例 26： 老年男性腹股沟和臀部疼痛

病史

一名 80 岁男性出现左腹股沟逐渐加重的疼痛，并放射到膝关节，但没有肢体麻木，无髋关节创伤史或者其他髋部疾病史，行走时疼痛加重，穿鞋和系鞋带都有困难，经休息和镇痛治疗后，症状只得到部分缓解。

检查

患者只能采取一种减轻疼痛的步态行走，屈曲畸形约有 10°。他的左髋关节活动受限，且各个方向活动均能诱发疼痛。下肢无神经血管损伤。髋关节 X 线片如图 26.1 和图 26.2 所示。

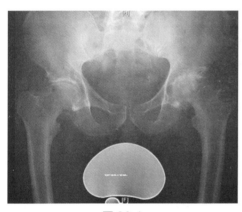

图 26.1

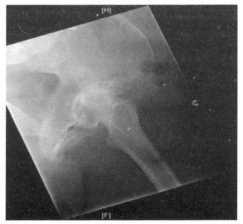

图 26.2

问题

- 鉴别诊断有哪些？
- 还有什么其他原因会导致这种疾病？
- 描述右髋关节的四个放射学征象。
- 对该患者有什么治疗方案？

解析

这位老年患者的右侧髋关节起病隐匿，疼痛呈进行性加重，疼痛位于腹股沟和臀部，并向膝关节放射。

首先要确定的是髋部的疼痛是否由髋关节引起。多数情况下，髋关节的病变可导致腹股沟疼痛，并放射至大腿和膝关节，也有些患者会表现为膝关节疼痛，却没有任何腹股沟或大腿处的症状。骶髂关节区域或膝部以下的疼痛通常是由髋关节以外的病变引起的。本例患者无神经系统症状，这也表明疼痛可能是来自髋关节本身，其病史也表明受累关节僵硬，屈曲髋关节来穿鞋袜也变得困难，这些症状和体征最常见的原因是原发性髋关节骨关节炎。

本例患者无外伤史，很可能为原发性骨关节炎，而非继发性骨关节炎。查体的临床体征包括疼痛步态、Trendelenburg 征阳性、下肢不等长、肌肉萎缩和髋关节活动受限，病程长的病例患肢还可能出现屈曲内收外旋畸形，而 Thomas 试验可发现固定的屈曲畸形。患者可能会有明显的患肢缩短，并伴有或不伴有骨盆倾斜。

骨关节炎最常见于中老年患者。任何有滑膜的关节都可能发展成骨关节炎，可能导致关节软骨退变，并与关节僵硬相关。髋关节骨关节炎通常表现为臀部、腹股沟、大腿和膝关节疼痛史。

骨关节炎最常见的原因是特发性的。遗传因素在原发性骨关节炎的发展中起着重要作用。如果存在导致髋关节软骨破坏的诱发因素，则称为继发性骨关节炎。虽然继发性骨关节炎的临床特征与原发性骨关节炎相似，但往往患病年龄较轻。

继发性髋关节骨关节炎的常见原因包括：髋关节发育不良、化脓性髋关节炎、扁平髋、股骨头骨骺滑脱、类风湿关节炎、血清反应阴性的关节病、外伤、结晶性关节病、股骨头缺血性坏死。

评估髋关节骨关节炎的影像学检查主要是站立位双髋正位片和患侧髋关节的侧位片。骨关节炎的 4 个经典 X 线改变：关节间隙狭窄、骨赘、髋臼和股骨软骨下囊肿、髋臼和股骨软骨下硬化；严重者可见股骨头畸形或变平。

骨关节炎的治疗上，早期采取非手术治疗，包括患者宣教和生活方式的改变，常规镇痛，如非甾体抗炎药（NSAIDS），患肢对侧使用拐杖，减肥和物理治疗。

当非手术治疗未能改善或缓解症状，且患者的睡眠和生活质量受到影响时，应考虑手术。

- 关节置换术（全髋关节置换术）是目前髋关节骨关节炎患者治疗的常见选择。主要的好处是减轻疼痛、改善活动能力和矫正畸形。风险包括感染、脱位、关节松动、下肢静脉血栓形成、假体周围骨折、下肢长度差异和神经血管损伤。

- 股骨近端和（或）髋臼截骨术不常用于早期关节炎患者和良好活动度的年轻患者。截骨术旨在优化髋关节的力线校准并缓解症状。

- 关节融合术适用于极少数病例。这包括髋关节的手术融合，最终是为了患有晚期关节炎和活动度降低的年轻患者减轻症状。然而，随着时间的推移，患者通常会出现脊柱和膝关节疼痛，这时可考虑选择全髋关节置换术。

- 在某些紧急情况下，可能需要进行关节切除术（Girdlestone 关节置换术），包括股骨头切除。

⚷ 要点

- 髋关节骨关节炎表现为腹股沟、臀部疼痛，伴有或不伴有膝关节放射痛。
- 临床体征包括疼痛步态、Trendelenburg 征阳性、下肢不等长、肌肉萎缩和髋关节活动受限。
- 多发病于老年人。
- 早期采取非手术治疗，手术常采取全髋关节置换术。
- 影像检查应为髋关节的站立正位及患侧髋关节的侧位 X 线片。

病例 27：单侧髋关节疼痛

病史

一位 53 岁的妇女自从过完 50 岁生日后，体重增加了不少，她加入了健身俱乐部进行瘦身。经过 3 周的锻炼后，她感觉右侧髋关节疼痛，并且没有缓解的趋势。她还告诉全科医师，右侧卧位时疼痛加重，印象中髋部并没有创伤史，也没有发热或髋部僵硬，同时也没有背部和膝关节疼痛。

检查

查体时没有发现跛行，Trendelenburg 征阴性，触诊右侧大转子时，主诉有明显疼痛。髋关节活动范围正常。X 线片未见任何关节炎征象，髋关节间隙正常。MRI 扫描如图 27.1 所示。

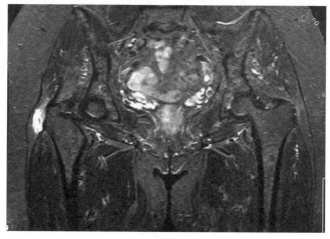

图 27.1

问题

- 诊断是什么？
- 如何治疗？

解析

诊断为大粗隆滑囊炎，通常会引起髋关节外侧疼痛，触诊时有压痛。以往曾将其称为大转子疼痛综合征（greater trochanteric pain syndrome，GTPS）。

大粗隆滑囊炎是特指转子滑囊的炎症。滑囊的正常功能是尽量减少大转子和髂胫束之间的摩擦，髂胫束越过滑囊以实现髋关节不同程度的屈曲活动。解剖学上的变化，如骨盆宽大，或者如田径运动员，大转子与紧绷的胫束带之间过度的反复摩擦可能会刺激滑囊并产生疼痛。直接触诊患者的大转子通常有压痛，疼痛可沿着大腿外侧向下放射。一般来说，如果患者在大转子上有压痛点，提示可能有大转子滑囊炎。有时可能存在滑囊肿胀，但对多数患者来说难以察觉，在髋关节屈曲继而拮抗外展时可诱发髋关节外侧疼痛。转子滑囊炎似乎更常见于女性。MRI 和超声可用于鉴别臀中肌肌腱炎和大粗隆滑囊炎。

通常，大粗隆滑囊炎可采取非手术治疗。一线治疗包括休息，避免剧烈运动，髂胫束和阔筋膜张肌拉伸，臀肌训练和抗炎药物。二线治疗包括超声波等各种形式辅助治疗，有一些不同程度的疗效。如果这些治疗无效，或患者无法耐受症状，可进一步采取局部麻醉药物和皮质激素进行痛点注射，采用透视或超声引导可提高注射的准确性。建议患者尽量避免患侧卧位。

通过非手术治疗大多数患者的症状会得到改善，只有经过非手术治疗后症状未能改善的患者才需要外科干预。既可以采用开放式手术，也可以采用关节镜手术，包括松解髂胫束并切除转子滑囊。

🔑 要点

- 转子滑囊炎直接触诊大转子时有压痛。
- 女性比男性更常见。
- 在影像学引导下，局部麻醉药和激素的痛点注射是首选的治疗方案。

病例 28：膝关节肿痛

病史

一名 55 岁制作地毯的工人在从事繁忙的工作时，右膝关节前部出现疼痛和红肿（图 28.1），无外伤史，无发热，精神状态良好。肿胀持续无改善，并且由于疼痛他无法再跪下工作。

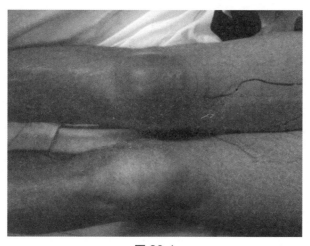

图 28.1

检查

患侧膝关节可见一些红斑，皮温高。在髌骨前部可触及局部肿块，肿块可以推动，质柔软。活动度检查显示膝关节活动范围正常且活动时无疼痛。

问题

- 诊断是什么？
- 该病的常见原因是什么？
- 如何治疗该患者？

解析

这名男子患有髌骨前滑囊炎（也称为女仆膝综合征）。这不是化脓性关节炎，因为他的膝关节保持了正常的活动范围（如果患有化脓性关节炎，关节内感染和积脓，他的膝关节将无法弯曲）。髌前滑囊是位于皮肤和髌骨之间具有薄的滑膜内衬的浅表滑囊，作用是减少摩擦并实现最大范围的活动。

髌骨前滑囊炎的原因包括直接创伤（如跌倒或直接撞击膝关节）、反复使用过度（如反复跪膝）及继发于皮肤破裂导致的脓毒症。有患滑囊炎风险的职业包括地毯操作工、牧师和女佣。

急性期的治疗包括休息，工作时应避免跪着，并建议戴上护膝，非甾体抗炎药有助于减轻炎症。在未感染的病例中，尤其在滑囊很大的情况下，可以考虑抽吸滑囊液。当化脓性滑囊炎症状在 36～48 小时没有明显改善时，通常需进行髌骨前滑囊切开引流术。对于慢性或复发性髌骨前滑囊炎，建议手术切除滑囊。对慢性病例中有肿块形成的，也可以切除。

✎ 要点

- 髌前囊的作用是减少摩擦。
- 急性期的治疗包括休息和非甾体抗炎药。

病例 29：膝关节后侧肿胀

病史

一名 66 岁的退休男子向全科医师求诊，他的一侧膝关节后部发现肿块，肿块没有引起任何疼痛或不适，他不确定肿块已经存在多久了。在进一步的问诊中，发现在过去的两三年里，膝关节有晨僵的表现。

检查

患者轻度跛行，膝关节有轻微的内翻畸形，在膝关节后部腘窝区域有明显的肿胀，肿胀处直径约 3cm，触诊肿块无疼痛，发凉，无搏动，无压痛，有波动感，位于中线，在膝关节水平以下。与健侧相比，膝关节屈曲范围减小并无法完全伸展。触诊时，沿内侧和外侧关节线有压痛。内外侧稳定性评估提示内翻畸形可纠正，韧带无失稳。MRI 扫描如图 29.1 和图 29.2 所示。

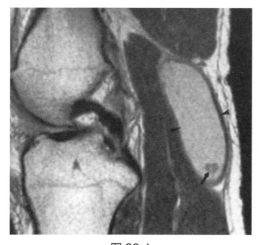

图 29.1

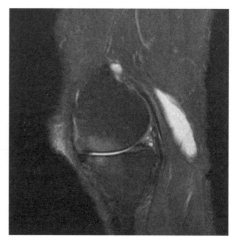

图 29.2

问题

- 诊断是什么？
- 鉴别诊断是什么？
- 这些病变的自然病程如何？
- 如何治疗？

解析

该患者患有腘窝囊肿（贝克囊肿，Baker 囊肿）。囊肿的命名是为了纪念最初描述该疾病的英国外科医生 William Morrant Baker（1839—1896）。

囊肿是由腓肠肌 - 半膜肌滑囊积液引起的，位于股骨内髁后方，腓肠肌内侧头肌腱和半膜肌之间。它通常与位于关节线上方的膝关节囊后内侧的裂口与关节相通。这种病变通常与膝关节骨关节炎（如本例）有关，伴有疼痛和僵硬。贝克囊肿是腘窝最常见的肿块。

鉴别诊断包括来自膝关节后侧的肿块，以及由解剖结构引起的肿胀，例如：

- 皮肤和皮下组织（脂肪瘤、皮脂腺囊肿）。
- 动脉（腘动脉动脉瘤）。
- 静脉（深静脉血栓形成，隐静脉 - 腘静脉连接处的隐静脉曲张）。
- 神经（神经瘤）。
- 扩大的滑囊（半膜肌，腓肠肌内侧头）。
- 囊肿（贝克囊肿）。

在大多数情况下，贝克囊肿是无症状的，通常与类风湿关节炎或骨关节炎有关。炎性关节炎患者的贝克囊肿患病率高于骨性关节炎患者。贝克囊肿最常见的并发症是液体破裂进入邻近的腓肠肌近端肌肉，导致假性血栓性静脉炎综合征，出现类似深静脉血栓形成的症状。贝克囊肿破裂的发生率为 3%～10%。

超声可明确诊断，半膜肌和和腓肠肌内侧肌腱之间的扫描可明确液体的存在。超声检查有助于确定腘窝肿块是单纯的囊性结构还是复杂的囊肿和（或）实体肿块。MRI 上，贝克囊肿表现为股骨内侧髁后方均匀的、高信号强度的囊性肿块，薄而充满液体的颈部镶嵌在腓肠肌内侧头肌腱和半膜肌之间。

一旦确诊，可以进行非手术治疗。通过抽吸及应用激素可使肿胀消退。由于复发率高，并不建议手术切除，但当软骨撕裂或出现其他膝关节内部相关问题时，手术是最好的治疗选择。

🔑 要点

- 贝克囊肿是腓肠肌 - 半膜肌滑囊的液性肿块。
- 贝克囊肿是腘窝最常见的肿块。
- 它与膝关节炎有关。
- 超声检查可确诊。

病例 30：年轻男子膝关节轻微肿胀

病史

一名 25 岁的男子效力于当地的足球队。在铲球时，他扭伤了膝关节，当时没有立即肿胀，继续拼搏了约 10 分钟直到比赛结束，但随后感觉的膝关节内侧有些疼痛。第 2 天，他醒来时膝盖肿痛，遂至全科医师处就诊。

检查

膝关节轻微肿胀，在内侧关节线上触诊时有明显的压痛。膝内翻／外翻稳定性正常，前牵拉试验和 Lachman 试验阴性，活动范围正常。X 线片显示关节间隙正常，MRI 片如图 30.1 所示。

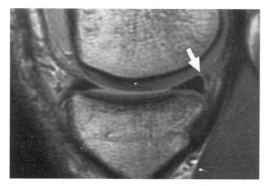

图 30.1

问题

- 诊断是什么？
- 这种损伤的共同临床特征是什么？
- 如何治疗这种损伤？

解析

诊断为内侧半月板撕裂。半月板撕裂通常是负重的膝关节在不同程度的屈曲或伸展中扭动或改变位置所引起的，肿胀通常要数小时才会变得明显。相反，在前交叉韧带（ACL）撕裂时，会立即或者受伤后不久出现肿胀，这是因为前交叉韧带中的血管容易破裂并导致急性关节血肿。如半月板撕裂后即刻肿胀表明撕裂发生在外周血管侧，而退变性撕裂由于滑膜炎表现为反复的渗出。

半月板损伤通常是间歇性疼痛，由于滑膜炎或者不稳定的半月板碎片的异常活动导致。触诊时疼痛通常局限于关节线，当出现大范围撕裂时，患者可能会出现膝关节交锁（股骨髁被限制撕裂处，阻碍了膝关节的活动）。

使用刺激性手法来检查撕裂的存在是基于股骨和胫骨表面之间撕裂的半月板所引起的撞击。如果能诱发疼痛或重复的咔嚓声，则半月板撕裂时的 McMurray 试验为阳性。内侧半月板的评估是通过充分屈曲膝关节然后逐渐伸直膝关节，并外旋足部和胫骨，同时对膝关节施加外翻应力。外侧半月板的评估是通过充分屈曲膝关节然后逐渐伸直膝关节，内旋足部和胫骨，同时对膝关节施加内翻应力。在操作过程中，检查者的一手应触诊关节线，可进行 Apley 试验，即患者俯卧，膝关节弯曲 90°，当小腿内外旋时，通过脚后跟施加轴向负荷，如果诱发内侧或外侧关节线疼痛，提示半月板病变。

含有血管的纵向撕裂（<1cm）的自然病程通常可愈合或症状消失。伴有轻微移位的稳定性撕裂、退行性撕裂或部分层裂经非手术治疗后也可能无症状。建议对有症状的半月板撕裂进行手术治疗，因为未经治疗的撕裂可能会增大，并可能磨损关节软骨，导致关节炎。在没有关节炎的情况下，通常关节镜手术治疗对有症状的半月板撕裂有很好的疗效。半月板部分切除术是半月板无血管部分撕裂或难以修复的复杂撕裂的首选治疗方法，切除撕裂组织，使保留下的健康半月板组织形成稳定、平衡的外周边缘。

半月板撕裂的类型有：

- 如果发生位移，纵向撕裂可能会形成桶柄状。
- 放射状撕裂。
- 斜裂或斜下裂。
- 水平裂。
- 包含上述各种类型的复杂性撕裂。

切除部分半月板可显著增加接触压力。对于发生在周围血管区（红 - 红区或红 - 白区）的撕裂，长度超过 1cm，累及超过半月板厚度的 50%，且关节镜检查出的不稳定撕裂，建议采用半月板修补术。红 - 红区域是血管丰富的周围区，红 - 白区域是周围有血管但不在中心的中段，白色区域是中心无血管的部分。一个稳定的膝关节对于半月板的成功修复和愈合是很重要的。从长期来看，5%~10%的患者半月板修复后未能痊愈。

🔑 **要点**

- 内侧半月板撕裂的发生伴有挤压和扭转机制。
- 触诊关节线时有压痛。
- 修复红－红和红－白区的撕裂。
- 切除白－白域的撕裂。

病例 31：老年妇女的非创伤性膝关节疼痛

病史

73 岁女性，左膝疼痛，在过去 3 年里逐渐加重，清晨活动膝关节时有僵硬感，步行距离由于疼痛明显缩短。使用镇痛药和休息后，症状得到轻微的缓解。膝盖肿胀，在不平的地面上行走感到疼痛，下楼梯也很困难，夜间疼痛使她无法入睡。无外伤或感染史，无臀部和背部疼痛症状。

检查

膝关节外翻左侧受累大于右侧，并伴有积液，步态刻板，外侧关节线有明显的压痛，髌骨关节有骨摩擦音，屈曲范围为 5°～85°，外翻畸形可纠正。X 线片如图 31.1 和图 31.2 所示。

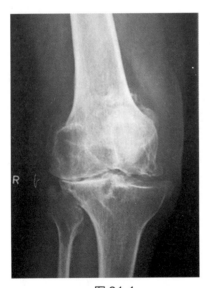

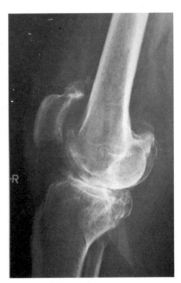

图 31.1　　　　　　　　　　　　图 31.2

问题

- 诊断是什么？
- 描述右膝关节的影像学改变。
- 治疗方案是什么？

解析

诊断为膝骨关节炎，其特征是疼痛、晨僵、畸形和 X 线的异常表现。该老年妇女膝关节有隐隐的疼痛，并且没有特殊的既往病史来解释这种疼痛，而晨僵随着活动逐渐好转是骨关节炎的典型特征。

膝关节由股骨、胫骨和髌骨构成，股骨和胫骨以 5°～7° 向膝关节汇合，较大的汇合角度可导致膝外翻，这在女性中更常见，较小的汇合角度则导致膝内翻，这在男性中更常见。患者有 5° 屈曲挛缩，这通常是由股骨后骨赘、游离体和膝关节囊后方挛缩引起的。正常的膝关节屈曲为 130°，而屈曲仅为 85° 的关节炎患者并不少见。关节线的压痛表明半月板受到了影响，通过检查内侧副韧带及前、后交叉韧带的完整性来评估膝关节的稳定性是很重要的。作为检查的一部分，应排除膝关节外的病变。退行性髋关节疾病患者可表现为通过闭孔神经至膝关节内侧的牵涉性疼痛。

影像学表现包括外侧关节间隙和髌股关节间隙狭窄，这与软骨下硬化和骨赘的形成有关（骨赘增生覆盖透明软骨，通常在关节边缘的发展）。在退行性关节炎中，关节软骨的质量在早期可有降低，也可能出现散在的软骨损伤，而晚期的变化包括关节两侧的损伤，软骨表面变薄，有时有剥脱现象，软骨下骨增厚、硬化和致密（变性）。软骨下囊肿的形成也不少见，可由关节内滑膜液压力升高引起。

早期膝骨关节炎可采取非手术治疗，包括口服镇痛药，如非甾体抗炎药，有助于调节炎症反应，减轻症状；也可以采取注射激素、黏性添加物及局部热敷，虽然注射激素能暂时缓解症状，但反复注射也可导致软骨破坏；还可以通过使用拐杖、缓冲鞋跟和减轻体重来减少软骨冲击负荷；对于可矫正畸形的膝关节，膝关节支具是有帮助的；理疗可以改善伸肌肌肉的力量。

当非手术治疗不能缓解症状时，可以考虑手术。早期，在没有严重关节炎的情况下，可以考虑选择保膝手术，包括关节镜清理术。然而，《柳叶刀》最近的一篇报道指出，关节镜冲洗或清理术后的结果并不比安慰组治疗效果好。骨重建手术，如胫骨高位截骨术是早期关节单髁退行性病变治疗的一种选择。截骨术有助于将负荷重新分配到未受累的腔室。关节置换的选择包括部分或全膝置换。单髁关节置换术适用于膝关节单侧疾病患者，在符合手术指征的情况下，效果良好。髌股关节置换术在年轻的孤立性髌股病患者中是一种相对较新的手术方法。关节置换术中最常见和最广泛采用的策略是全膝关节置换术，其目的应该是矫正畸形、改善疼痛症状和改善活动能力。

🗝	要点

- 膝外翻多见于女性，膝内翻多见于男性。
- 膝关节骨关节炎的影像学特征是关节间隙狭窄、软骨下硬化、骨赘形成和软骨下骨囊肿形成。
- 早期治疗是口服镇痛药，如非甾体抗炎药。
- 激素注射可以暂时缓解症状，但反复注射也会导致软骨破坏。
- 理疗可以提高肌肉力量。

病例 32：年轻人膝关节不稳

病史

一名22岁的男子踢足球时突然转向,他听到腿部突然有砰的一过性响声。随后,他立即注意到膝部出现严重的肿胀,无法完成比赛。6周后,肿胀基本消失,但当他试图奔跑或突然改变方向时,膝关节总是不稳,遂至全科医师处就诊。

检查

膝盖肿胀,关节线无明显压痛和内、外侧不稳定。但前后活动评估时膝关节有不稳表现。膝关节 X 线片未见骨折迹象,MRI 扫描如图 32.1 所示。

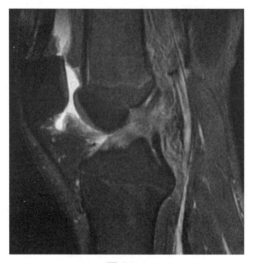

图 32.1

问题

- 诊断是什么?
- 你会做哪些临床试验来评估膝关节的稳定性？
- 会发生什么相关的损伤?
- 如何处理这种损伤?

解析

诊断为前交叉韧带损伤（anterior cruciate ligament，ACL），这是一种伴有膝关节即刻肿胀和不稳定的典型损伤。ACL 连接股骨和胫骨，前交叉韧带有前内、后外侧束带，在屈曲时，前束紧绷，后束松弛，而在伸展过程中，后外侧束紧，而前束松。胫骨附着点比股骨附着点更宽更强。前交叉韧带受来自胫后神经后支的神经纤维支配，这些神经的主要功能是本体感觉。ACL 是限制胫骨前移位的主要约束韧带，在膝关节完全伸直时达到最大的约束。ACL 在完全伸直时也对胫骨旋转和内翻／外翻成角起辅助约束作用，当 ACL 损伤时，会同时出现前移和旋转。

初步检查时应查看有无积液，这是关节内有病变的典型表现。关节线的触诊可能会提示半月板撕裂的压痛征，活动范围检查时不能完全伸展提示可能存在半月板桶柄状撕裂或游离体。评估内外侧稳定性，特别是在外翻应力下检查内侧副韧带损伤。对前交叉韧带松弛最敏感的检查是 Lachman 试验，膝盖应屈曲 30°，检查者用一只手稳定股骨并用另一只手直接向小腿后部施加向前的力量，观察胫骨的前移程度及活动终点的性质，与健侧膝关节比较可能会有位移，大于 3mm 可认为是异常。

最敏感的试验是前抽屉试验，在膝盖弯曲到 90° 的情况下进行。患者应采取坐位，检查者固定患者腿部。双手握住小腿，施加向前的力，任何胫骨前移位都应与健侧相比较。

在全身麻醉状态下，轴移试验是有效的。进行测试时，腿伸展，脚内旋，给胫骨施加外翻应力，观察在约 30° 时胫骨前半脱位的复位情况。

影像学检查应包括膝关节正侧位片、髌骨轴位及屈曲前后位片，以排除任何骨折。MRI 对 ACL 撕裂的敏感性为 90%～98%，也可发现相关的半月板损伤。

约 50% 的前交叉韧带损伤患者也伴有半月板撕裂。急性前交叉韧带损伤时，外侧半月板撕裂较常见；在慢性 ACL 撕裂中，内侧半月板撕裂更为常见。ACL 缺损的膝关节出现退行性改变和半月板损伤的概率也会更高。

经典的"恐怖三联征"（前交叉韧带、内侧副韧带及内侧半月板撕裂）就包括膝关节遭受外翻应力导致的 ACL 和 MCL 的急性损伤。然而目前认为内侧半月板撕裂发生较晚，是由于 ACL 的慢性损伤导致。

不参加运动或不从事繁重体力劳动的患者通常采用非手术治疗。非手术治疗后有膝关节不稳定的患者，通常考虑韧带重建。

🔑 要点

- ACL 主要功能是限制胫骨前移。
- 前交叉韧带松弛最敏感的检查是 Lachman 试验。
- MRI 对 ACL 撕裂的敏感性为 90%～98%。
- 治疗方案包括非手术治疗、物理治疗和最终的韧带重建。

病例 33：踝关节损伤

病史

一位 39 岁的男性商人近期在业余时间参加了壁球比赛。在运动时他抱怨踝关节后侧有轻度的疼痛，稍后他突然听到小腿后侧有弹响声并伴有剧烈的疼痛。此后他仍可以跛行，但因无法奔跑或做踮脚尖动作而停止继续运动。患者平素身体健康，但在近期因治疗肺部感染使用了一个疗程的喹诺酮类药物。

检查

患者患侧踝关节后方有轻微肿胀，触诊时可发现跟腱处有皮下凹陷和轻度压痛。当患者俯卧时，挤压患侧小腿肌肉不能引出足的被动跖屈动作。

问题

- 诊断是什么？
- 危险因素有哪些？
- 哪些临床和影像学检查有助于确定诊断？
- 治疗措施有哪些？

解析

诊断为跟腱断裂，特点是发病时有弹响和挤压小腿后侧肌肉时不能引出足部的被动跖屈运动。

跟腱由腓肠肌和比目鱼肌的腱性部分融合而成，是人体最大和最坚强的肌腱。从其位于跟骨的起点向近端测量，跟腱长度约为 15cm。在拉力作用下，跟腱可承受最大 4% 的拉长而不发生断裂。当拉伸度超过其长度的 8% 时，将发生肉眼可见的撕裂。跟腱的血供主要来源于胫后动脉，但在距离跟骨止点近端 2~6cm 的范围存在供血不足的"分水岭"区域，且该区域的血供随年龄增长而进一步减少。因此，"分水岭"最容易发生退变和断裂。跟腱断裂的鉴别诊断为软组织或骨组织病变。软组织病变包括跟腱炎（主要表现为与活动相关的疼痛、肿胀和跟腱结节与腱鞘之间因摩擦而产生捻发音），腱病（特征为缺乏炎症反应的跟腱黏液样退变），腓肠肌或比目鱼肌撕裂。骨性病变包括跟骨骨折或炎性骨关节病。

30~50 岁的男性业余运动员是发生跟腱断裂的高危人群。需要跟腱突然强力收缩的运动可导致跟腱断裂，其他机制还包括直接损伤。高达 50% 跟腱断裂病例在发病前就有慢性的跟腱炎症。在跟腱内或腱鞘内注射可的松被认为是导致跟腱突然断裂的原因之一，另一个危险因素是使用喹诺酮类抗生素。

大多数跟腱断裂发生在左侧跟腱的体部，在跟腱跟骨止点近端 2~6cm 的范围为"分水岭"，该区域为相对的乏血管区。体格检查可以发现局部的疼痛、肿胀（位于跟腱断裂部位或更近端的小腿部位），瘀青和可触及的跟腱凹陷，足的主动跖屈动作无力，患者无法做踮脚尖动作。

Thompson 试验是跟腱断裂的特异性检查。患者取俯卧位，当跟腱断裂时挤压伸直位的患侧小腿肌肉不能引起足的被动跖屈动作。有助于明确诊断的辅助检查包括超声和 MRI。超声检查可以评估跟腱的厚度和确定撕裂的部位，踝关节跖屈位检查时可以确定两个断端是否发生分离。MRI 可以帮助诊断部分撕裂和评估腱周炎和腱病。当怀疑存在跟骨骨折时应进行 X 线片检查。

治疗选择包括：非手术治疗或手术治疗，主要取决于患者的具体情况。石膏制动的平均时间为 9 周。

🔑 要点

- 跟腱的"分水岭"区域位于跟骨止点近端 2~6cm 段。
- Thompson 试验有助于诊断跟腱断裂。
- 超声是首选检查。
- 当跟腱断端间可以接触、对合时采取踝关节跖屈位石膏治疗，当断端间分离时进行手术治疗。

病例 34：新生儿足部畸形

病史

一位 30 岁产妇经过 16 小时产程顺产一名 40 周胎龄的足月婴儿。父母认为患儿的双足外观异常，请儿科医师对其双足进行评估。

检查

婴儿双足呈马蹄状，处于旋后和内翻位（图 34.1）。足部无压痛，表面皮肤外观正常，足背动脉搏动可扪及。

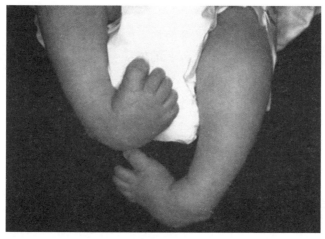

图 34.1

问题

- 诊断是什么？
- 描述畸形特征？
- 非手术治疗的原则有哪些？

解析

诊断为马蹄内翻足（congenital talipes equinovarus，CTEV），是一种出生时即存在的结构性足部畸形。畸形是由挛缩的关节囊韧带、足和踝部韧带共同造成的。马蹄内翻足可分为姿势性或固定性。固定性或僵硬性马蹄内翻足可以是柔软的（非手术治疗可矫正）或难治的（手术才能矫正）。约 50% 的马蹄内翻足为双侧性，其发生率约为 1 : 800。该畸形在男性婴儿中更常见，男 : 女为 2 : 1。如果父母已经有一个孩子患有马蹄内翻足，下一个孩子患病的概率为 10%。

中足的骨骼受到影响，舟骨连同骰骨向内侧移位并出现内侧软组织的挛缩。可以在跗骨窦轻松触到因外侧缺乏组织覆盖而显得突兀的距骨颈。正常情况下，距骨体位于踝穴内、距骨颈外侧是舟骨。内踝很难触及并常与舟骨相接触。后足处于旋后位，但足部相对于后足处于旋前位，第一跖骨常下垂而导致高弓畸形。跟骨也常发生马蹄畸形，且其前侧部分向内旋转而后侧部分向外旋转。足跟较小，在触摸时显得空虚、柔软。在治疗过程中，跟骨的位置逐渐改善后触诊可恢复正常。

治疗目标为获得一个有功能、外观较好、无疼痛的跖行足。在本例中，非手术治疗包括 Ponseti 方法，首先纠正高弓、内收畸形，接下来为内翻畸形，最后为马蹄畸形（CAVE 原则）。夹板固定可以在出生后 2～3 天开始。患足需要每周进行手法矫正，并在第 3 个月底进行 X 线评估。如果此时仍有持续的后足马蹄畸形，需要给予跟腱切断。当非手术治疗失败时，应立即开始手术治疗。手术治疗主要是软组织松解（6～12 月龄儿童），包括后侧松解、后内侧完全松解或完全距下关节松解。其他手术方法包括肌腱转位、胫前肌腱前移和骨性手术，如截骨、关节融合。支具、Denis Browne 架和 Bebax 鞋可在术后用于维持矫形。

⚷ 要点

- 马蹄内翻足是一种出生时即有的结构性足部畸形。
- 足部可使用 Pirai 评分系统进行评估和评分。
- 马蹄内翻足可以是柔软性（非手术可矫正）或难治性的（手术方可矫正）。
- 治疗目标为获得一个有功能、外观较好，无疼痛的跖行足。
- 非手术治疗包括 Ponseti 方法。手术治疗包括软组织松解、截骨和肌腱转位。

病例 35：女童高弓足

病史

一名 9 岁女童与祖母在购买新鞋时发现女孩的足趾因与鞋面摩擦无法穿上新鞋。祖母发现女童足部的外观与其祖父相似，并且其家族有 Charcot-Marie-Tooth（CMT）病史。2 天后她们就诊于其家庭医生处。

检查

双足高弓畸形合并前足爪状趾畸形，距骨头下方有压痛并可触及胼胝体形成（图 35.1）。

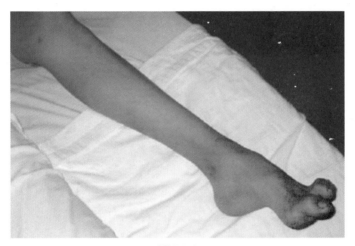

图 35.1

问题

- 描述足部畸形。
- 引起畸形的原因是什么？
- 如何检查这名患者的足部？

解析

 患儿有足部高弓畸形，其前足固定性跖屈导致足纵弓升高。合并的畸形包括爪状趾畸形。畸形可以发生在前足、中足、后足或者同时累及多个部位。主要的高弓足畸形类型为高弓内翻畸形。在 CMT 患者中，胫前肌腱和腓骨短肌腱逐渐丧失肌力，但其拮抗肌、胫后肌和腓骨长肌力量更强而导致畸形。特别是腓骨长肌的牵拉力量大于变弱的胫前肌，导致第一跖列跖屈和前足外翻。胫后肌腱的牵拉大于变弱的腓骨短肌腱，导致前足内收畸形。足内在肌逐渐挛缩，同时伸趾长肌被调动起来帮助背伸踝关节，最终导致蹬趾仰趾畸形和小趾的爪状趾畸形。在前足外翻和后足内翻的情况下，踝关节外侧韧带的应力增加并最终导致踝关节不稳。

 对于单侧高弓足畸形，可能的病因包括脑瘫、脊髓纵裂、脊髓肿瘤或脊髓拴系。而双侧病变的可能原因包括神经肌肉疾病，如 Becker 型肌肉萎缩症、脑瘫、先天性高弓足、CMT、肌张力障碍、Friedreich 共济失调或脊髓灰质炎。

 畸形的评估主要是确定其为柔软性或僵硬性。前足需要观察其跖屈的程度，而后足需要评估其内翻的程度。通过完整的神经学评估包括各个肌肉肌力的检查是确定手术治疗策略的关键。使用 Coleman 木块试验来评估高弓内翻足后足的柔软性，该试验有助于评价后足畸形的柔软性和前足的旋前。此试验是将患者的足跟和外侧跖列部置于木块之上，并要求患足完全负重。此时患足的第 1~3 跖骨可以自由跖屈、旋前、接触地面，这样可以有效地消除了第一跖列过度跖屈对后足位置的影响。如果此时后足的内翻畸形被纠正，可以认为后足柔软、畸形可矫正。

 如果距下关节是柔软的并且后足内翻可以被 Coleman 木块试验纠正，手术主要纠正前足的病变。但是，如果距下关节此时是僵硬的，手术需要同时矫正前足和后足的畸形。

要点

- 高弓足的纵弓升高是由前足的固定性跖屈导致的。
- 需要分别评估前足的跖屈和后足内翻程度。
- 完整的神经评估要包括对每个关键肌肌力的检查，还要进行 Coleman 木块试验。
- 内部空间增大的鞋和支具可以减轻足部骨突的压力、减少足趾的摩擦，有助于改善症状。

病例 36：女童平足

病史

一名母亲认为其 5 岁女儿的双足足弓过平，但女童并未抱怨任何足部疼痛并且可以正常地行走和奔跑。但母亲仍然带着女儿到家庭医生处就诊，因为她注意到其儿子的足弓正常。女童一般情况良好，身体健康。

检查

女童步态正常，但可见足内侧弓低平（图 36.1 和图 36.2）。当要求其做踮脚尖动作时，双足的内侧足弓恢复。X 线片如图 36.3 所示。

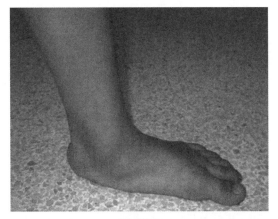

图 36.1

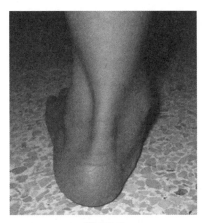

图 36.2

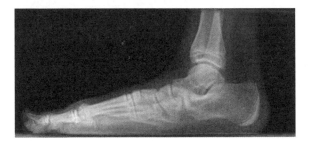

图 36.3

问题

- 描述足部畸形。
- 描述病变的分期。
- 你将如何进一步检查？为什么？
- 该病的原因是什么？

解析

诊断为平足症畸形。其临床表现的差异很大，与病变的分期直接相关。

畸形包括足外侧柱的缩短、距骨头向跖侧倾斜和舟骨于距骨头上向外侧半脱位。临床表现为足弓扁平，前足外展（多趾征）和本例所示的后足外翻。后续的临床表现还有无法进行单腿提踵，或在提踵时因长期后足外翻和跟腱挛缩导致足跟内翻活动消失。

通常婴儿的足弓很小，当儿童在开始行走后足纵弓扁平并有足跟外翻。大多数情况下这些儿童在 10 岁左右自发地发育出强健的足弓。最迟从 5~6 岁起，大多数扁平的足弓都会随着儿童年龄增长而得到改善。

分为 3 期：

- 一期：胫后肌腱沿着其内踝下的行程出现轻度疼痛，单足提踵试验可发现轻微的胫后肌肌力减退。当胫后肌正常时，患者单足负重不仅可以顺利完成提踵动作还可以在足跟升高时出现足跟的内翻。
- 二期：动力性畸形，表现为后足外翻和前足内收畸形。沿着胫后肌腱全长可引出压痛。患者站立位时从后方观察可发现患足的多趾征更加明显。由于胫后肌无力，患者无法进行单足提踵试验，如果能进行则可以观察到足跟内翻动作消失。
- 三期：胫后肌慢性功能障碍和长度延长导致后足畸形变得僵硬。在后足固定于外翻位时，为了实现跖行足需要前足进行代偿性的旋后。在此阶段，患者常因跟骨半脱位导致的腓骨下撞击而出现足外侧疼痛，或畸形逐渐进展。

最近，有学者在原有的胫后肌腱功能不全导致的平足症分型中增加了第四期。长时间存在的后足外翻导致三角韧带复合体应力增加，出现功能不全。伴随的距骨外翻导致踝关节应力分布异常，最终出现胫距关节炎。

在负重的情况下，对患足进行足前后位、斜位、侧位摄片和踝关节前后位、踝穴位和侧位摄片检查。主要在足负重侧位片上评估足纵弓塌陷的严重程度，最重要的参数是侧位片上距骨和第一跖骨轴线的夹角。或者，内侧楔骨和负重面之间的垂直距离也可以有力地反映内侧足弓塌陷的程度。平足在负重侧位片上的其他显著特征包括距骨的跖屈和跟骨倾斜角变小。

负重位足前后位片主要用来评估舟骨向外侧偏移后的距骨头覆盖丢失程度。同时也可以发现距骨外翻导致的半脱位和关节退变证据。在后足出现固定性外翻畸形时，踝关节 X 线片检查异常重要，可以发现因三角韧带功能不全导致的距骨在踝穴内倾斜。MRI 有助于精细地评估胫后肌腱的病变。

平足症可以分为柔软性或僵硬性畸形。最常见的病因是胫后肌腱功能不全。该病变最常见于中年肥胖女性。年轻的患者表现为僵硬性畸形时需要排除跗骨联合或先天性垂直距骨的可能。

由于胫后肌腱的退变逐渐发展，无症状的平足症可能进展至有症状的阶段。中足骨和软组织的创伤也可以导致畸形。足中间柱（舟骨和第一跖骨）的骨折脱位、弹簧韧带或跖腱膜的撕裂也可以导致进行性内侧纵弓塌陷。继发于糖尿病、脊髓损伤和 Charcot 病的神经病变也可见于平足症患者中。

> **要点**
>
> - 平足症可分为僵硬性和柔软性，并可以分为 3 期。
> - 胫后肌腱功能不全是最常见的病因。
> - 非手术治疗包括对鞋和鞋垫进行调整。手术治疗包括软组织和骨性手术。

病例 37：踝部肿痛

病史

一名 28 岁男性过马路时滑倒，导致左踝发生旋前 - 外翻损伤。患者当即感到左踝严重疼痛，只得单足跳着到达马路的另一侧。

检查

患者踝关节的内侧、前方和外侧有肿胀，踝内侧和外侧有明显的皮肤擦伤。踝关节内、外侧压痛明显，因疼痛患者拒绝行踝关节背伸和跖屈功能检查，且左踝无法负重。踝关节 X 线检查如图 37.1 所示。

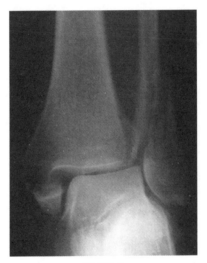

图 37.1

问题

- 诊断是什么？
- 描述与踝关节稳定性有关的重要韧带。
- 治疗的原则有哪些？

解析

根据患者内、外踝有疼痛、负重障碍和内、外踝骨折线提示，诊断为腓骨和内踝骨折。腓骨骨折位于下胫腓联合近端，因此为不稳定骨折。Danis-Weber 分型基于腓骨骨折的水平、下胫腓联合损伤的程度和距骨失稳情况（见下框）。初始的 X 线检查包括至少 3 个投照位：正位、侧位和踝关节内旋 15°的 Mortise 位。某些情况下，还需要应力位摄片评价踝关节内、外侧的稳定性。静态或应力摄片时踝关节内侧间隙大于 5mm 提示三角韧带损伤。

！ 腓骨骨折 Danis-Weber 分型

- A 型：腓骨骨折低于踝关节水平，下胫腓联合完整
- B 型：腓骨骨折位于踝关节水平，下胫腓联合部分损伤
- C 型：腓骨骨折位于下胫腓关节近端合并下胫腓联合损伤。有两个压型：干部骨折（Dupuytren）和近端骨折（Maisonnevue）

踝关节是一种改良的铰链关节，包括 3 个骨性结构（胫骨、腓骨和距骨）和将它们连接在一起的韧带结构。外侧副韧带包括 3 个成分：距腓前韧带（ATFL）、跟腓韧带（CFL）和距腓后韧带（PTFL）。在内侧，三角韧带包括浅层和更强韧、在稳定踝关节方面发挥主要作用的深层。腓骨的远端位于胫骨腓切迹中，由复杂的下胫腓韧带将两者联系起来并命名为下胫腓联合。此复杂的结构包括一组韧带结构：前下胫腓韧带和后下胫腓韧带，以及最坚强、由骨间膜远端增厚形成的骨间韧带。

闭合复位和膝下管型石膏制动主要用于无移位、稳定、解剖复位或糖尿病等一般情况较差的病例。不稳定性骨折或有移位的骨折应考虑手术治疗。手术治疗的时机很重要，应在踝关节肿胀开始前施行或等待 7~10 天后踝关节肿胀消失后进行。大多数无移位的 Danis-Weber A 型骨折可以使用膝下行走石膏固定 6~8 周治疗，在疼痛可耐受的范围内负重直至腓骨骨折愈合。稳定、无移位的踝关节骨折中，当后踝骨折累及胫骨远端关节面小于 25% 时也可采用不负重、石膏固定 6 周的非手术方法治疗。双踝和三踝骨折为不稳定性骨折，应当切开复位，清理骨折断端嵌压的骨膜组织并恢复正常的踝关节形态和三角韧带的连续性。

🔑 要点

- 腓骨骨折可分为 Danis-Weber A 型、B 型和 C 型。
- 踝关节内侧间隙大于 5mm 时提示三角韧带损伤。
- 对无移位的稳定性骨折可使用闭合复位 - 膝下管型石膏固定，对于有移位的不稳定性骨折给予切开复位内固定治疗。

病例 38：老年女性足部畸形

病史

一名 70 岁女性抱怨近年来由于足部外形改变导致穿鞋不适。她回忆其母亲足部外形与其相似。患者现在行走时右足第一跖趾关节处烧灼痛，遂至其家庭医生处就诊并希望转诊至足踝专科。患者否认有外伤史。

检查

患者右足跚趾向外侧偏斜伴第一跖趾关节肿胀、畸形，第二足趾骑跨于跚趾之上（图 38.1）。其 X 线片如图 38.2 所示。

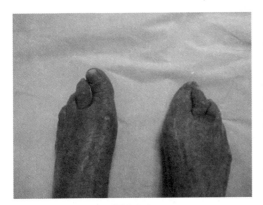

图 38.1

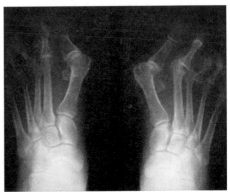

图 38.2

问题

- 诊断是什么？
- 描述与跚趾向外侧偏斜和第二足趾骑跨相关的查体特征。
- 治疗的选择有哪些？

解析

诊断是蹬外翻，以足趾向外侧偏斜、第一跖趾关节肿胀、畸形为特征。也可合并第一跖列内侧偏斜为特征的跖内收畸形。还可出现蹬趾的旋前畸形。

蹬囊常位于第一跖趾关节的背内侧，查体可发现其炎性改变和压痛，也可有第一跖趾关节的捻发感或提示关节退行性变的关节僵硬。当检查者推动第一跖骨头背伸或跖屈时可发现第一跖楔关节松弛并引出疼痛。前足变宽，小趾跖骨头下方可有压痛（转移性跖痛）。小趾畸形常表现为锤状趾畸形，远侧趾间关节在其背侧常有鸡眼或胼胝形成。

蹬外翻畸形的治疗首选支具等非手术治疗。需要将鞋的前部加宽、加深以容纳前足。如果出现跖趾关节的退行性变，可使用硬底鞋来改善症状。衬垫的长期效果有限，但可用于全身情况不能耐受手术的老年患者。

如果足部畸形柔软，支具具有一定的效果。但当足部畸形僵硬无法矫正时则需要调整支具。

非手术治疗失败时需要考虑行手术治疗。手术的目标是缓解症状、恢复功能、纠正畸形和防止复发。

⚷ 要点

- 在蹬外翻畸形中，蹬趾向外侧偏斜并有第一跖趾关节背内侧的蹬囊形成。
- 评估是否存在第一跖趾关节的僵硬、跖痛、锤状趾畸形和小趾背侧的鸡眼和胼胝。
- 初始治疗为使用适应畸形的鞋具。手术包括联合使用软组织手术和截骨。

病例 39：跚趾僵硬

病史

45 岁女性，右足跚趾持续疼痛 4 年。否认近期有创伤、感染或跚趾痛风病史，但跚趾有肿胀和僵硬。疼痛位于第一跖趾关节，活动可加重疼痛。患者一般情况良好。

检查

第一跖趾关节无红肿，其背侧有实性肿块并伴有压痛。第一跖趾关节主动和被动屈伸活动消失。无下肢血管功能障碍征象，患侧足趾的影像学表现见图 39.1和图 39.2。

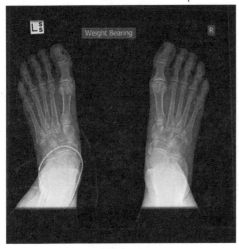

图 39.1

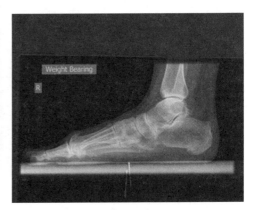

图 39.2

问题

- 诊断是什么？
- 有哪些影像学特征？
- 治疗措施有哪些？

解析

由于关节僵硬和 X 线片上出现背侧骨赘，其诊断为僵踇。该症包括轻度至重度的第一跖趾关节退行性关节病，患者主要表现为在崎岖地面或坡面行走时背侧骨赘的撞击疼痛。患者为减轻踇趾负重而使足外侧部分过度负重，最终可出现弥漫性足外侧疼痛。踇趾背伸活动受限，但踇趾趾间关节可有代偿性过度背伸。

最常见的踇趾病变为踇外翻，僵踇是踇趾的第二常见病变。僵踇更好发于女性，发病高峰有青春期和成年期两个阶段。在青春期类型中，跖骨头关节面可有局限性软骨病变。在成年期类型中，常表现为弥漫性的关节病变。

影像学表现包括第一跖骨头变方形和关节间隙消失，骨赘、囊肿形成和骨质硬化。关节软骨退变常表现为软骨脱水后对剪切力和压力损伤更加敏感。软骨下骨在相同应力作用下骨密度增加、有关节周围骨赘形成。在严重病例中，有骨囊肿形成。骨赘限制第一跖趾关节活动。在严重病例中，关节软骨完全剥脱。

初期可选择非手术治疗。药物治疗包括镇痛药和非甾体抗炎药。限制第一跖趾关节活动的措施可缓解症状。使用内侧部分较硬的鞋内支具，硬底的摇椅底鞋、宽鞋或低跟鞋，或使用内侧铁质鞋帮的改型鞋有助于缓解症状。运动治疗包括避免过度背伸第一跖趾关节，如跪姿或下蹲时使踇趾处于背伸位。手法治疗联合关节腔内激素注射对早期病例有一定效果。

非手术治疗在不同严重程度的僵踇患者中都可获得较好的效果。但部分严重的病例可根据病变累及范围、第一跖趾关节活动受限程度和患者活动水平采取手术治疗。手术方法包括保留关节术式，如在早期病例中使用骨赘切除术。其他手术方式包括截骨术 [近节趾骨和（或）跖骨截骨术] 和关节置换术，这些手术可以改善活动度、缓解疼痛，但也有一定的相关并发症。在病变严重的病例中选择关节融合术效果可靠。

🔑 要点

- 僵踇与轻度至重度的第一跖趾关节退行性变有关。
- 疼痛来源于背侧的骨赘撞击。
- 僵踇可出现于青春期和成年期两个年龄阶段。

病例 40：中年女性足趾畸形（1）

病史

40 岁女性购鞋时因第 3 足趾尖外形异常和疼痛，无法买到合适的鞋，遂至足踝外科专家处就诊。

检查

患者第 3 足趾远侧趾间关节水平有屈曲畸形（图 40.1）。在远侧趾间关节背侧有胼胝形成，无血管神经功能障碍表现。

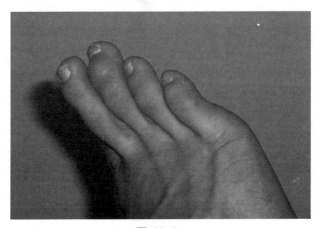

图 40.1

问题

- 诊断是什么？
- 哪些因素与足趾的稳定性有关？
- 应如何处理该患者？

解析

患者诊断为槌状趾畸形，以远侧趾间关节屈曲畸形为特征。槌状趾畸形常见于合并周围神经病变的糖尿病患者。在槌状趾畸形中，远侧趾间关节为柔软性或僵硬性屈曲畸形，导致趾尖受压并合并伸趾肌腱变细。

疼痛和胼胝形成为主要不适，并可能导致趾甲畸形。畸形最常见于第 2 足趾，小部分患者可以合并小趾向内侧或外侧的偏斜。

查体时需要评估跖趾关节、近侧趾间关节和胼胝的位置与趾甲畸形。在跖趾关节和近侧趾间关节分别跖屈或背伸位下评估远侧趾间关节的柔软程度。

远侧趾间关节是一个铰链关节，含有侧方韧带、侧副韧带和跖板等结构。屈肌腱鞘延伸到远侧趾间关节。如果病变是由屈趾长肌腱过度紧张引起，畸形可能为柔软性畸形。当畸形为僵硬性时，关节跖侧结构可能挛缩，或关节内骨性结构异常导致关节活动受限。

为缓解趾尖的疼痛，应首先尝试调整鞋具，如选择更宽松的鞋。可以使用柔性支具或足趾保护器以缓解症状。如果畸形有疼痛，应考虑手术治疗。手术包括：趾骨髁切除术并融合远侧趾间关节，偶尔可考虑部分或全部截除远节足趾。柔软的槌状趾可采用屈趾肌腱切断术进行矫正。僵硬性畸形可采用趾骨髁切除治疗。对溃疡或感染的足趾最好采用末端 Syme 截肢术。

⚷ 要点

- 槌状趾是足趾远侧趾间关节柔软或僵硬性畸形。
- 检查是否存在胼胝和趾甲畸形，评估远侧趾间关节的柔软度。
- 初期可尝试改良鞋具（如较宽的鞋头）。
- 手术治疗包括软组织和骨性手术。

病例 41: 中年女性足趾畸形（2）

病史

55 岁女性第 2 趾背侧皮肤变硬，偶尔有跖骨头跖侧疼痛不适。

检查

第 2 趾近侧趾间关节屈曲畸形，远侧趾间关节和跖趾关节过度背伸（图 41.1）。

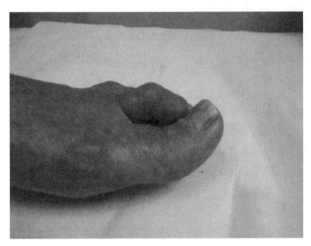

图 41.1

问题

- 诊断是什么?
- 如何行进一步检查?
- 如何治疗此患者?

解析

　　诊断为锤状趾畸形，是足趾最常见的畸形。足趾近侧趾间关节屈曲，远侧趾间关节和跖趾关节常过度背伸。畸形好发于第 2 足趾，常合并足趾背侧或跖骨头的鸡眼或胼胝。随着近侧趾间关节屈曲畸形的进展，将会出现跖趾关节和远侧趾间关节的代偿性过度背伸。跖趾关节和远侧趾间关节的过度背伸导致近侧趾间关节向背侧突出，与患者的鞋具摩擦而产生疼痛。早畸形肌肉可被动矫正，但常随时间进展为僵硬性畸形。畸形的进展也可导致 X 线片上可见的跖趾关节脱位。

　　患者主要表现为近侧趾间关节背侧的疼痛，偶尔跖骨头跖侧也有疼痛，特别是当跖趾关节有过度背伸、半脱位或脱位时。近侧趾间关节背侧、跖骨头跖侧、足趾尖部均可能出现胼胝。伸趾长肌腱逐渐失去在近侧趾间关节平面的背伸力量优势，而屈趾长肌腱在跖趾关节平面失去了屈曲关节的力学优势。当跖趾关节过度背伸时，足内在肌向背侧脱位并发挥伸直跖趾关节、屈曲近侧趾间关节的功能，而其正常功能是屈曲跖趾关节和伸直近侧趾间关节。

　　对锤状趾的体格检查还包括对血管神经功能的评估，包括足背动脉搏动，感觉功能检查和足内在肌的体积。应当在患者站立位时对足趾畸形进行评估，并尝试被动矫正畸形以帮助确定适合的手术治疗策略。确诊锤状趾畸形所需的影像学检查包括负重状态下足前后位和侧位 X 线片。任何关节内或关节周围的骨质侵蚀分别提示了类风湿关节炎或银屑病关节炎。

　　手术治疗的指征包括充分非手术治疗后失败的疼痛，而非手术治疗方法包括：贴扎治疗（柔软畸形）和调整为有充分高度以容纳足趾的鞋具（僵硬畸形）。

　　考虑手术治疗时，需要区分柔软性畸形和僵硬性畸形。如果锤状脚趾是由于屈趾长肌腱挛缩引起，跖屈踝关节将使足趾伸直。相反，踝关节背伸会加重畸形。较为严重的柔软性畸形需要切断趾长屈肌腱。被动可矫正的锤状趾畸形可采用肌腱转移术，如将屈趾肌腱转移至伸趾肌腱的 Girdlestone-Taylor 手术。僵硬的锤状趾畸形需要至少行近侧趾间关节的切除成形术。其目标是短缩足趾以减少挛缩软组织的致畸力量。随着畸形的严重程度加重，还需要增加其他手术，例如屈趾长肌腱切断、伸趾长肌腱切断，跖趾关节松解或关节成形，跖骨短缩。柔软和僵硬性畸形都可能需要跖趾关节成形和（或）伸趾长肌腱切断以实现充分的矫形。当跖趾关节脱位或关节不稳合并滑膜炎时，可能需要增加跖骨短缩截骨。对于无关节不稳和滑膜炎的跖骨头疼痛，可考虑行跖骨头跖髁成形术。

⚷ 要点
• 锤状趾是足趾最常见的矫形。 • 足趾近侧趾间关节屈曲，远侧趾间关节和跖趾关节常处于过伸位。 • 非手术治疗是一线治疗：贴扎（柔软畸形）和调整为有充分高度以容纳足趾的鞋具（僵硬畸形）。 • 手术治疗的指征包括非手术治疗无法改善的顽固疼痛。

病例 42: 坠马后足部疼痛

病史

45 岁女性骑马时坠伤，当时足部曾套入马镫中。患者仅足部受伤并伴有疼痛不适。

检查

患者左足中足肿胀伴有足底瘀斑。中足有压痛，疼痛最明显处位于第 1、2 跖骨基底部之间。患者无血管神经功能障碍但因疼痛患足无法负重，其 X 线片可见图 42.1。

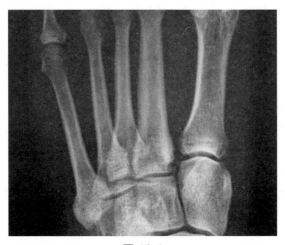

图 42.1

问题

- 诊断是什么?
- 描述影像学结果。
- 应如何治疗?

解析

本例诊断为 Lisfranc 损伤，具有典型的致伤机制。拿破仑军中的野战外科医师 Jacques Lisfranc de Saint-Martin（1790–1847）介绍了一种经过 5 个跖楔关节的截肢技术，当时这是一种治疗冻伤后前足坏疽的有效方法，因此以 Lisfranc 来命名这一解剖标志。

Lisfranc 关节是位于中足和前足之间的关节，包括了 5 个跖楔关节。Lisfranc 韧带起于内侧楔骨外侧缘止于第 2 跖骨基底部的内侧、跖侧面。在中足水平，这是连接第 1、2 跖列的唯一韧带。Lisfranc 损伤包括了从扭伤到完全断裂的所有正常跖跗关节结构的损伤。该韧带的损伤，即使是孤立性损伤，也将导致功能不稳和足纵弓、横弓失调。在第 1 跖骨和第 2 跖骨间不存在跖骨间韧带。Lisfranc 损伤常误诊并容易发展为慢性、继发性中足不稳。

初始的 X 线检查包括前后位、侧位和斜位片。负重位摄片更为理想但常有剧烈疼痛，可使用前足背伸和外展的应力摄片来代替。

在 X 线片上，跖楔关节脱位表现为第一跖骨基底部外侧缘和内侧楔骨外侧缘间正常的共线排列被破坏。负重前后位片上，第二跖骨基底部内侧缘和中间楔骨内侧缘的共线排列被破坏；出现小撕脱骨折块影（Fleck 征）进一步提示韧带损伤和可能的关节损伤。足前后位片上出现 Fleck 征是 Lisfranc 损伤的特征性病理改变（约在 90% 的病例中出现）。其代表了前足在暴力下外展时 Lisfranc 韧带从第 2 跖骨基底部或内侧楔骨上发生撕脱骨折。在前后位片上，第 1、2 跖骨间隙应小于 2～3mm。正常的足侧位片上，第一跖骨基底部的背侧部分应当与内侧楔骨的上缘共线排列。如果第 2 跖骨基底部的背侧缘高于中间楔骨背侧缘，提示存在 Lisfranc 损伤。在足内侧 30° 斜位片上，骰骨应当与第 4 跖骨的内侧缘共线排列。

MRI 可以准确发现 Lisfranc 韧带的损伤并且预测 Lisfranc 复合体的稳定性。最后，在踝关节阻滞或静脉镇静下，在透视下进行应力试验，即将前足内侧向外侧挤压而同时将后足向内侧推，可以在前后位片上显示跖楔关节的明显不稳。

非手术治疗仅限于无骨折的 Lisfranc 损伤，或骨折无移位、应力试验稳定的病例。如果临床检查提示轻度或中度的扭伤，影像学检查未见第 1、2 跖骨分离，可选择制动等非手术治疗。需要注意的是胫前肌腱可以阻碍 Lisfranc 复合体的外侧脱位。闭合复位和石膏固定不能应用于不稳定型 Lisfranc 损伤的治疗。所有移位或不稳定的 Lisfranc 损伤均需手术治疗。大于 2mm 的移位需要切开复位和内固定。所有不能复位且非手术治疗时表现得较为稳定的 Lisfranc 损伤仍需内固定手术治疗。

🔑 **要点**

- Lisfranc 关节是位于中足和前柱间的关节。
- 影像学评估包括足前后位、侧位和斜位片。
- Lisfranc 韧带的损伤可以导致功能性不稳和丧失足横弓和纵弓。
- 第 1 和第 2 跖骨基底部之间的分离大于 2~3mm 时提示 Lisfranc 损伤。
- 足前后位片上的 Fleck 征是 Lisfranc 损伤的特征性影像学表现。
- 移位超过 2mm 时需要切开复位内固定。

病例 43：足部畸形、肿胀合并溃疡

病史

55 男性患有胰岛素依赖型糖尿病，且有 10 年的肥胖史。患者发现左足出现轻度畸形和严重的肿胀，遂至全科医师处就诊。患者妻子发现当其站立时足部变得更平。

检查

患者左足足底有溃疡，并有肿胀、红斑及皮温较对侧升高等炎症反应征象（图 43.1 和图 43.2）。查体发现皮肤保护性触觉消失。

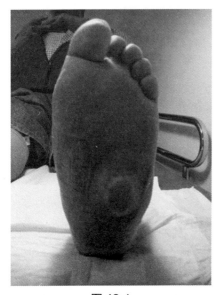

图 43.1

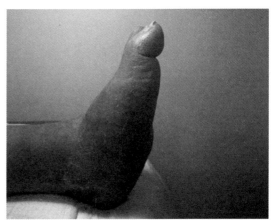

图 43.2

问题

- 诊断是什么？
- 哪些人易患该病？
- 如何治疗该病？
- 何时进行手术干预？

解析

本例诊断为 Charcot 关节病，是由缺乏疼痛感觉而导致保护机制丧失、微损伤累积而引起的。Charcot 关节病将导致负重关节进展性的骨与软组织损伤，其最严重的表现形式为骨结构的明显破坏、关节脱位和骨折。Charcot 关节病可发生在任何关节，但最常累及下肢：足部和踝部。仅有不到 10% 的患者中出现双侧病变。

任何导致保护性触觉丧失的病变都可引发 Charcot 关节病，其也可继发于糖尿病、梅毒、酒精中毒、麻风、脊髓空洞症、脊髓损伤、肾透析和先天性痛觉丧失症。

大多数病例适合非手术治疗。治疗的原则是使受累关节制动，减少皮肤压力。制动通常通过石膏固定实现，全接触石膏可以在保留患者运动功能的情况下阻止畸形的进展。石膏需要每周检查，每 1~2 周进行更换。如果同时伴有溃疡时，必须每周更换石膏以评估溃疡，并进行清创。在急性期，需要每月进行系列摄片以评估病变和畸形是否进展。石膏通常需要固定 3~6 个月，并且根据临床和影像学评估、皮肤温度的变化和病变静止的征象决定拆除的时机。

通常不需要手术治疗 Charcot 关节病，但在非手术治疗失败时应予以考虑：特别是当畸形增大患足发生溃疡的风险或鞋具的调整不能保护患足免于溃疡时。手术的目标是实现稳定的足和踝关节，维持患足的跖行功能，可以穿戴鞋具和支撑患者的行动。主要的手术禁忌证为炎症处于活动期。

✂ 要点

- Charcot 关节病将导致负重关节骨和软组织结构的进行性破坏。
- 非手术治疗是主要的治疗方式。
- 手术的治疗目标是实现稳定的足和踝关节，维持足的跖行功能。

病例 44：肩关节僵硬

病史

45 岁女性晨起锻炼时因结冰路滑不慎摔伤，右侧肩关节着地。当时即出现肩关节持续剧烈疼痛，送至急诊后行肩关节 X 线检查未见明显骨折，未予特殊处理。后逐渐出现肩关节活动受限，影响洗澡和穿衣，不伴有明显疼痛。患者既往有糖尿病病史，血糖控制良好。

检查

患者肩关节局部未见明显肿胀和皮损。触诊未及明显压痛与畸形。肩关节活动范围明显下降，外旋受限最明显。神经血管检查未见明显异常。肩关节影像学检查未见明显骨折和肱骨头坏死等表现。

问题

- 最可能的诊断是什么？
- 该疾病的 3 个分期如何定义？
- 哪些情况属于该疾病的易发因素？
- 该患者应该如何进一步诊疗？

解析

该患者诊断应为"冻结肩"，其特征性表现为肩关节全方向活动度降低，影像学检查正常。该疾病最早由 Codman 在 1934 年定义。他描述了一种起病隐匿的肩关节疼痛，伴有明显肩关节活动受限，患侧卧位困难。Codman 同时发现肩关节的活动度在前屈和外旋方向受影响最明显。1945 年，Naviesar 也发现同样的疾病并称其为"粘连性肩关节炎"。

临床上冻结肩分 3 期：疼痛期、冻结期和解冻期。疾病起病时表现为逐渐加重的肩关节疼痛，没有明显痛点，此期可能持续几周至数月。冻结期表现为肩关节活动度的逐渐丧失，可能持续一年。大多数患者表现为肱骨内外旋及外展明显受限。解冻期持续的时间从几周到数月不等，此期患者肩关节活动度逐渐改善，大部分患者需要 9 个月以上的时间才能完全恢复肩关节活动度。

与普通人群相比，糖尿病患者发生冻结肩的概率更高，尤其是胰岛素依赖型（1 型）糖尿病，糖尿病患者双侧同时发生冻结肩的概率也明显高于普通人群。文献报道甲状腺功能亢进、心肌缺血及颈椎病患者也易发粘连性肩关节炎。

非甾体抗炎药(NSAIDs)是疾病早期的首选用药，通过药物治疗降低炎性反应，缓解疼痛，使患者能够更好地耐受理疗。部分冻结肩患者非手术治疗无效可以通过手法松解、关节腔注射或手术治疗。

🔑 要点

- 冻结肩（粘连性肩关节炎）是一种起病隐匿的痛性关节僵硬。
- 疾病主要分 3 期：疼痛期、冻结期和解冻期。
- 糖尿病患者发病率更高。
- 大部分患者通过非手术治疗可以得到良好的临床疗效。

病例 45：肘关节疼痛（1）

病史

患者，男性，40 岁机械工，右利手，长时间工作后出现右肘外侧疼痛，疼痛症状活动时加重影响工作，至当地医院就诊。

检查

痛点位于肘关节外侧肱骨外上髁，未见明显肿胀畸形。肘关节外侧肱骨外上髁稍远端压痛明显，进行抗阻伸腕或旋后抗阻时疼痛加重。

问题

- 诊断是什么？
- 应当如何进一步检查？
- 如何治疗？

解析

诊断为劳损性肱骨外上髁炎（也称为"网球肘"）。其主要诱因为起自肱骨外上髁的前臂伸肌肌群的过度使用，导致桡侧腕短伸肌肌腱炎。病理生理显示肌腱组织被血管翳及成纤维细胞浸润，而不是其他常见无菌性炎症的炎性细胞浸润。

包括伸腕和旋后等动作在内的腕关节活动过量都会导致肌肉过度使用造成外上髁炎。网球运动员最易诱发该疾病。文献综述报道劳损性肱骨外上髁炎 3 个危险因素包括：持续持物重量超过 1kg，每天超过 10 次持大于 20kg 的重物或每天重复运动超过 2 小时。

X 线一般不会有异常表现，但是部分慢性病例可能显示受累肌腱（如桡侧腕短伸肌）附着点钙化灶。MRI 有助于排除肘关节肌腱及韧带疾病，必要时也可以通过肘关节超声进行检查，但对检查医师经验及技术要求较高。

可以通过对桡侧腕短伸肌起点进行麻药浸润注射进行诊断性治疗，如果患者症状明显缓解可以确诊。

约 95% 的网球肘患者非手术治疗效果效果良好，首先停止致病的动作或运动，休息制动，使用支具及非甾体抗炎药消除症状。必要时可使用夹板固定，局部糖皮质激素或 PRP 注射也可起到良好效果。尤其是对于难以有效制动的高强度劳动患者，局部糖皮质激素注射可以迅速缓解疼痛消除局部炎症。

患者疼痛症状缓解，没有关节活动受限后就应该循序渐进地进行康复训练。患者肌力完全恢复后也应继续康复以预防再次发作。

如果患者经过 6 个月以上的非手术治疗（包括局部封闭注射）无效可考虑进行手术治疗。通过关节镜微创手术或开放手术进行受累及桡侧腕短伸肌起点处退变肌腱的彻底清理及肱骨外上髁骨皮质打磨新鲜化。

🔑 要点

- 网球肘主要发生于桡侧腕短伸肌。
- 任何需要进行反复伸腕或前臂旋后的动作都可能诱发该疾病。
- 大部分患者 X 线无阳性表现，但部分患者可发现受累及的肌腱附着点钙化，MRI 或超声对该病的诊断及鉴别诊断意义更大。
- 桡侧腕短伸肌起点处进行局麻注射可以作为诊断性治疗。
- 大部分患者非手术治疗即可。

病例 46：肘关节疼痛（2）

病史

25 岁的男性汽车修理工，近期忙于车展的相关工作，逐渐出现右肘内侧剧烈疼痛，明显影响工作，遂至全科医师处就诊。既往曾有类似发作史。

检查

患者主诉疼痛主要位于右肘内侧髁。肱骨内上髁前部可及明显压痛点，未见明显肿胀、畸形及肌肉萎缩。肘关节活动及神经血管检查未见明显异常。进行抗阻屈腕及前臂旋前时疼痛加重。

问题

- 诊断是什么？
- 需要哪些进一步的检查以明确诊断？
- 治疗方案是什么？

解析

　　该患者诊断为肱骨内上髁炎（或称为高尔夫球肘）。主要表现为肘关节内侧疼痛，屈腕时症状加重。该疾病最早于 1882 年见于 Henry J. Morris 的报道，被认为是一种劳损性综合征。该病主要累及桡侧腕屈肌及旋前圆肌在肱骨内上髁的起点，少数患者掌长肌、指浅屈肌和尺侧腕屈肌也可能受累。

　　该疾病主要见于需要反复进行屈腕及前臂旋前动作的运动员，如高尔夫及棒球运动员。接近 50% 的患者同时伴有尺神经病变。MRI 和病理检查可发现屈肌及旋前圆肌肌腱小撕裂伤，不伴有明显炎症反应。男性发病率明显高于女性，高发年龄为 30~50 岁。

　　X 线检查通常为阴性，部分患者可在受累及的肌腱起点出现钙化灶。MRI 对肱骨内上髁炎的诊断具有较高敏感度及特异度，通过 MRI 可有效评估肌腱、尺神经及内侧副韧带的状态。必要时需要局部浸润麻醉进行鉴别诊断，如果通过肱骨内侧髁局部麻醉药注射可有效缓解疼痛症状则基本可以确诊。

　　非手术治疗对大部分患者具有较好疗效，因此应作为该疾病的首选治疗。首先暂缓致病的运动或工作，在制动的基础上应用非甾体抗炎药及理疗，也可以在前臂肌肉处佩戴弹力带以降低肌腱起点处的应力，恢复日常活动时应循序渐进以免复发。非手术治疗无效的患者可以尝试进行局部封闭治疗，通过 6~12 个月的非手术治疗症状仍无缓解的患者可以对受累肌肉的肱骨内髁起点行松解手术。

⚷ 要点

- 桡侧腕屈肌及旋前圆肌是高尔夫球肘最常累及的肌肉。
- 发病机制主要为反复进行的腕关节外翻、屈腕及前臂旋前动作。
- X 线检查一般无异常发现，MRI 对该病的诊断效能较高。
- 局部浸润麻醉可以作为该病的诊断性治疗。

病例 47：腕关节疼痛

病史

一名 50 岁的女性医疗秘书近期负责将纸质文件整理为电子版文件，这期间，她一直在搬运许多沉重的文件箱。现在她的左手腕和桡骨茎突基底部的背侧／桡侧出现进行性加重的疼痛。

检查

患者左腕桡侧偏背侧肿胀，桡骨远端茎突压痛，皮下可及增厚软组织。患者将拇指握于掌心状态进行腕关节尺偏动作可诱发疼痛（图 47.1）。体格检查未发现神经及血管异常。

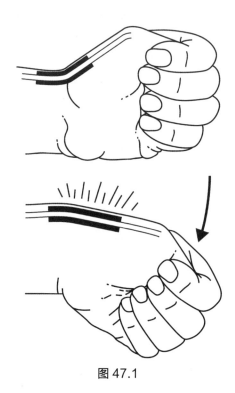

图 47.1

问题

- 诊断是什么，如何确诊？
- 该疾病需要与哪些疾病鉴别？
- 该疾病的病理生理改变如何？
- 如何治疗？

解析

该患者诊断为 De Quervain 腱鞘炎（也称桡骨茎突狭窄性腱鞘炎），最早报道见于 1895 年。主要由腕关节重复负重动作引起，腕关节尺偏动作会加重疼痛。腕关节第一腱鞘间隔周围腱鞘组织反应性增厚，而拇长伸肌及拇短伸肌通过此处腱鞘，查体可发现桡骨茎突处第一腱鞘间隔明显增厚变硬，压痛明显。该病具体病因仍不明确，部分患者可能由腕关节反复过度活动诱发，但是相当多的患者自发起病，尤其是中年女性和妊娠期妇女更为常见。

诊断该病最常用的方法是检查 Finkelstein 征。让患者拇指握于掌心，被动或主动尺偏腕关节（如图 47.1 所示），如能在桡骨茎突处诱发疼痛则为阳性。

桡骨茎突狭窄性腱鞘炎需与以下疾病鉴别：

- 第一腕掌关节骨关节炎：腱鞘炎拇指轴向研磨试验阴性，而骨关节炎患者该试验常为阳性。检查者固定住患者拇指和腕部，经第 1 掌骨施力，传导至第 1 腕掌关节处。阳性表现为拇指疼痛，细捻发音，研磨音。也可以拍摄 X 线以鉴别诊断。
- 腕关节交叉综合征：该病由于拇长伸肌腱的走行与其他肌腱有交叉，相互摩擦导致滑囊炎造成的腕背疼痛。
- Wartenberg 综合征（手感觉异常性神经痛）：该病为桡神经浅支神经炎引起，患者通常主诉腕关节背侧疼痛，Tinel 征阳性。

非手术治疗包括使用拇指夹板或拇指支具固定制动 1 个月，腕关节桡侧局部封闭注射。严重的非手术治疗无效患者可以通过手术松解腱鞘。

🔑 要点

- 桡骨茎突狭窄性腱鞘炎主要为腕背第一腱鞘间隔内鞘膜反应性增厚，导致拇长展肌和拇短伸肌受累。
- Finkelstein 征阳性可用于疾病诊断。
- 早期治疗包括制动及局部封闭注射，非手术治疗无效或反复发作的严重患者可以进行第一腱鞘间隔腱鞘松解。

病例 48：手指畸形

病史

一位患有糖尿病的 55 岁女性在尝试做些针线活时，发现右手一根手指疼痛伴偶发性关节僵硬，至其家庭医生处就诊。她否认外伤史，主诉握拳受限，活动时疼痛加重伴弹响。

检查

患者右手握拳后伸掌时发现环指近节指间关节不能伸直（图 48.1），用力伸指时出现关节弹响。环指掌指关节远端掌横纹处可扪及质硬肿块，压痛明显。被动屈伸患者环指时出现痛性弹响。

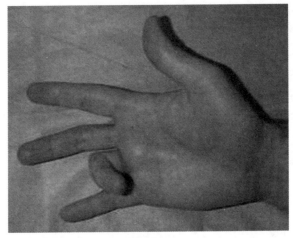

图 48.1

问题

- 诊断是什么？
- 如何治疗？

解析

　　该患者诊断为"扳机指"，主要表现为手指屈伸时弹响类似于扣扳机动作，故而得名。起病原因在于屈肌腱在掌骨远端水平异常增厚，屈肌腱在腱鞘内活动时摩擦腱鞘导致症状，影响指关节屈伸动作。查体时通常会在屈肌腱通过掌指关节处发现压痛点，手指屈伸受限。病程较长时可在压痛点扪及质硬肿块，肿块较大时可能导致屈肌腱难以通过纤维环造成手指难以伸直。扳机指常发于 50~60 岁患者，少数儿童患者可能由于先天性狭窄而起病。

　　大部分患者可以通过进行腱鞘内注射糖皮质激素缓解症状，应用支具或夹板制动有助于降低炎症。经过 2~3 次局部注射还不能缓解的患者可以考虑进行手术治疗。手术松解屈肌腱在掌指关节处的纤维环限制装置，允许屈肌腱自由活动缓解症状。先天性病例通常对局部注射无效需要早期手术干预。

⚿ 要点

- 屈肌腱在腱鞘内活动受限是扳机指的发病机制。
- 通常在掌指关节处压痛明显，部分患者可能扪及屈肌腱肿大，导致肌腱活动受限。
- 腱鞘内注射糖皮质激素可以有效缓解症状，经过 2~3 次注射仍未缓解的患者可以通过手术对纤维环进行松解。

病例 49：无痛性手部挛缩畸形

病史

一名 50 的岁园丁平时很热衷于在他花园里工作，但他告诉妻子近期手部的问题越来越多。他们发现他的右手掌侧皮肤明显增厚伴皮褶增加，手掌不能完全伸直（图 49.1）。遂至全科医师处就诊。患者既往有癫痫病史。

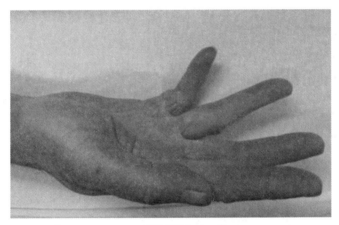

图 49.1

检查

如图 49.1 所见，患者掌侧皮肤增厚伴皮褶增加，手掌完全伸直受限，可以握拳但无法将手伸直平放在桌子上。此外，患侧手指背侧可见指关节垫。

问题

- 诊断是什么？
- 该病的病理机制是什么？
- 疾病进展的症状体征如何？
- 如何治疗？

解析

此患者诊断为 Dupuytren 掌挛缩，最早由 Baron Guillaume Dupuytren 报道（1777–1835）。这是一种常染色体显性遗传病。主要临床表现为掌侧皮肤结节性增厚，掌指关节及近节指间关节屈曲挛缩。背侧关节垫（Garrod 垫）可能出现增厚，双手都可受累，大部分患者无痛。

该病是一种掌筋膜进行性纤维增厚的疾病，筋膜纤维增生导致掌指关节和近节指间关节屈曲挛缩畸形。掌指关节屈曲挛缩可能由于掌侧筋膜腱前束或螺旋束挛缩造成。近节指间关节挛缩可能由于掌指连接部筋膜的中央束和螺旋束挛缩引起，同时可能产生拇指屈曲畸形。掌指连接部筋膜的 natatory 韧带受累挛缩的情况下可能导致手指外展受限。该病多发于环指或小指，45% 的病例为双侧同时发作。纤维组织挛缩导致皮下结节产生。同样的现象也见于足部 Ledderhose 病和阴茎硬结病（Peyronie 病）。

该病的快速进展型患者多存在家族史，40 岁前发病，双侧受累，并累及桡侧手指及其他部位（足部和阴茎）。

该病发病率男性高于女性，北欧人种高发。也有报道该病发病与手部外伤、酒精性肝硬化、癫痫及糖尿病有关。随着年龄增长发病率也有增高趋势。

轻症患者不需特殊处理，如屈曲挛缩持续进展伴有固定畸形时建议手术治疗，就像本例患者。手术切除病变筋膜通常能起到良好疗效，尤其是本身存在纤维症的患者。但术后疾病复发或进展并不少见，特别是在伴有纤维化（Ledderhose 和 Peyronie）的患者中。手术指征包括：掌指关节屈曲挛缩 20°～30° 或指间关节屈曲挛缩畸形。手术方式包括掌筋膜切开术（仅切开筋膜）、掌筋膜切除术（尽可能多地切除筋膜）、掌筋膜扩大切除术（切除受累筋膜和皮肤）或区域筋膜切除术（仅切除受累的筋膜）。

🔑 要点

- Dupuytren 掌筋膜挛缩是一种掌腱膜进行性纤维增生的疾病，多发于环指及小指。
- 查体可发现掌侧增厚皮下结节，掌指关节和指间关节屈曲挛缩及 Garrod 垫增生。
- 疾病可能与手部外伤、酒精性肝硬化、癫痫及糖尿病有相关性。
- 持续进展的挛缩及固定畸形是手术指征。

病例 50：外伤后腕关节疼痛

病史

26 岁的男性木匠不慎滑倒，左手着地，当时即出现腕关节疼痛，休息后无缓解，疼痛加重影响工作，遂至急诊处理。患者营养状态良好，有吸烟史，1 包／天。

检查

患者腕关节鼻烟窝处略肿胀伴压痛。拇指及腕关节活动或抓物时疼痛加重。影像学检查如图 50.1 所示。

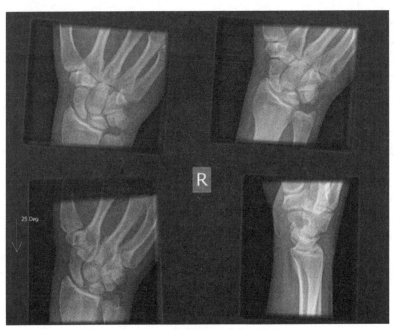

图 50.1

问题

- 诊断是什么？
- 该病有哪些典型阳性体征？
- 此疾病所涉及解剖结构是什么，其血供特点如何？
- 如何进一步明确诊断？
- 该疾病预后如何？

解析

该患者诊断为舟状骨骨折。患者表现为鼻烟窝及舟状骨结节压痛，应首先考虑该诊断。该疾病的典型阳性体征为 Watson 试验（舟骨移动试验）。检查者一手拇指放在患者舟骨结节（掌侧面远端），其余四指置于桡骨背侧，先保持患者手腕于尺偏和轻度伸展位，检查者另一手将患者手腕转向桡侧并轻轻屈曲，压迫舟骨结节防止舟骨因不稳定或旋转性半脱位而向掌侧屈。这样舟骨便自桡骨窝向背侧"推出"，产生疼痛和（或）触到震动为阳性。

舟状骨是最易骨折的腕骨，约占所有腕骨骨折的 75%。其中舟状骨腰部骨折比例最高，约 65%，其次为舟状骨结节部骨折，约占 30%。舟状骨骨折多见于青壮年，儿童多见桡骨远端骨骺骨折，而老年患者因骨质疏松多见桡骨远端骨折。

舟状骨是一块形状不规则的腕骨，约 80% 的表面覆盖有关节软骨。腕关节做屈曲桡偏动作时舟状骨向前屈曲移位，腕关节做后伸尺偏动作时舟状骨后伸移位。舟状骨解剖学上分为结节部、腰部和体部 3 部分。舟状骨滋养血管主要由体部穿入，舟状骨结节部没有滋养血管，主要由滋养血管自舟状骨腰部形成的血管丛供血，因此骨折容易造成舟状骨结节部坏死。

舟状骨摄片包括腕关节标准正侧位片、舟状骨片及腕关节尺偏正侧位片。腕关节尺偏正位片有助于观察舟状骨后伸状态下形态，侧位片有助于判断舟状骨稳定性。由于骨折或韧带撕裂导致舟状骨不稳时，月骨和三角骨出现过度背伸造成腕关节不稳。部分病例早期 X 线检查可能为阴性，如果患者有可疑病史及阳性体征应建议患者 10~14 天后复查 X 线，此时由于骨折端骨吸收可以使骨折线更明显。如果此时仍难以确诊应及时进行 MRI 检查，单纯 CT 检查对骨不连诊断效能较高，但可能对移位不到 1mm 的骨折漏诊。

由于舟状骨血供特点，骨折后骨不连在临床上并不少见，尤其是长期吸烟史的患者。部分患者可能出现舟状骨缺血坏死。怀疑该诊断的患者都应进行 X 线、MRI 和 CT 检查以明确诊断，排除坏死。已出现骨不连的患者需要进行植骨手术。一般从前臂或髂嵴上取自体骨进行植骨，必要时可以采用带血管自体骨移植。

⚿ 要点

- 舟骨骨折最常见的部位为腰部骨折，其次为舟状骨结节部骨折。
- 临床检查最典型的体征为鼻烟窝压痛。
- Waston 试验是该疾病诊断的重要阳性体征。
- 石膏固定是新鲜舟状骨骨折的首选治疗措施。
- 舟状骨结节部骨折通常需要手术治疗，其骨不连发生率较舟状骨其他部位骨折更高。

下篇 风湿科

病例 51：关节肿胀伴发热

病史

84 岁女性糖尿病患者，因剧烈左膝关节肿胀伴疼痛于急诊科就诊。自上周开始她就出现体温升高伴咳痰，近 24 小时因为膝关节疼痛已不能受力。

检查

一般情况差，乏力伴发热，脉搏 108 次 / 分，血压 98/60mmHg。室内环境下血氧饱和度 92%。左膝关节在屈曲活动时受阻，皮温升高伴红肿，中等量积液。呼吸频率为 22 次 / 分。右肺扩张度减弱，叩诊浊音，肺底语音共振增强，并可闻及粗湿啰音。余检查均正常。

辅助检查		
		正常值范围
血红蛋白	14.2g/dl	13.3~17.7g/dl
白细胞计数	18.3×10^9/L	$(3.9~10.6) \times 10^9$/L
血小板	542×10^9/L	$(150~440) \times 10^9$/L
红细胞沉降率	45mm/h	<10mm/h
C 反应蛋白	>160mg/L	<5mg/L
胸部 X 线	右肺基底部实变	

问题

• 该名患者的诊断是什么，导致右膝关节疼痛和肿胀的原因是什么？

• 下一步急需完善的检查和处理方法是什么？

解析

这名老年女性患者诊断为支气管肺炎伴化脓性关节炎。化脓性关节炎是骨科急症，该患者已出现心动过速、低血压和低氧血症的表现，需要内科医师和外科医师立即进行病情评估、诊断和处理。诊断的关键取决于关节滑液细菌的检测，对关节抽取物进行微生物学评估至关重要。

化脓性关节炎患者的典型症状是发热、身体不适和严重关节疼痛。发展为化脓性关节炎的危险因素有：

- 异常的、损坏的关节或是假体关节。
- 并发或是近期有细菌感染。
- 免疫功能低下。
- 高龄。

这名患者具有几个明显的危险因素：现存感染、糖尿病导致的相对免疫低下及高龄。

化脓性关节炎分为非淋球菌性（80% 的病例）和淋球菌性。在非淋球菌性化脓性关节炎中，最常见的微生物是葡萄球菌、链球菌和革兰阴性杆菌。这些致病微生物可以直接感染关节，也可以从邻近的感染组织传播（如骨髓炎、蜂窝织炎），或是菌血症时的血流播散。血流播散可能是这个女性病例出现化脓性关节炎的原因。淋球菌性化脓性关节炎发生在性生活频繁的人群中，往往表现为多关节、迁移性、腱鞘炎伴皮疹。这种诱发的感染可以是无症状的，特别是在女性人群中。化脓性关节炎诊断比较困难，主要是因为关节滑液微生物培养阳性率低，高达 75% 的培养结果是阴性。另外需要记住的是，淋球菌性关节炎和泌尿生殖系统感染后的反应性关节炎是不同的，后者是关节外感染导致的自身免疫炎症反应，通常需要局部关节腔注射激素来治疗。

化脓性关节炎的治疗主要是抗生素，应尽早开始。在没有明确微生物培养结果时，最好的初始治疗是选择一种广谱抗生素，对最有可能的致病菌有效（如二代头孢菌素）。然后可以根据培养和药敏结果调整抗生素治疗方案。感染的关节滑液很容易导致软骨损坏，所以可能需要进行关节腔冲洗，特别是在髋关节受累时。抗生素的治疗需要持续 4~6 周。

🔑 要点

- 任何剧烈发热或疼痛的关节都是化脓性关节炎，除非证明是其他情况。
- 检查需要抽吸关节液和微生物学评估。
- 在高度怀疑为化脓性关节炎病例中，应尽早开始抗生素治疗。

病例 52：青年女性手关节疼痛

病史

一名 34 岁的女性因手关节疼痛 6 个月就诊于风湿科门诊。既往体健，6 个月前出现双手掌指关节轻微疼痛，几周后疼痛加重伴双手、双腕关节晨僵。目前疼痛剧烈。医师予口服双氯芬酸钠，但效果欠佳。患病后变得孤僻和沮丧；她的祖母因患有"风湿病"而依靠轮椅活动，她担心患上同样的疾病，因此推迟就医。

检查

这名女性消瘦并且泪流满面。双侧腕关节、掌指关节和近端指间关节有明显肿胀，伴双侧握力减退。肘关节有一无痛结节。除此以外其他体格检查都是正常的。X 线片如图 52.1 所示。

🔍 辅助检查		
		正常值范围
血红蛋白	10.9g/dl	13.3~17.7g/dl
平均红细胞体积	85fl	80~99fl
白细胞计数	7.4×10^9/L	$(3.9~10.6) \times 10^9$/L
血小板	523×10^9/L	$(150~440) \times 10^9$/L
红细胞沉降率	62mm/h	<10mm/h
C 反应蛋白	94mg/L	<5mg/L
类风湿因子（RF）	阳性	
抗环瓜氨酸肽抗体（ACPA）	阳性	
抗核抗体（ANA）	阴性	

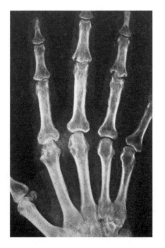

图 52.1

问题

- 该患者最可能的诊断是什么？
- 其他可能的诊断有哪些？
- 怎样处理该患者？

解析

　　这名年轻女性患者诊断为类风湿关节炎（RA），RA 是最常见的炎性关节病。她的症状有关节疼痛、晨僵，伴软组织肿胀，这些是炎症性疾病的典型症状。尽管就像这个病例中的患者一样，类风湿关节炎主要影响手（和足）的小关节，但随着病情进展可能会累及任何滑膜关节，并可能因关节外受累而使病情变得复杂（见下文）。由于易感基因如 HLA-DR 的存在，RA 的家族遗传并不罕见。

　　在疾病活动的患者中，血小板、炎症标志物的升高和正细胞性贫血非常常见。类风湿因子是一种自身反应性 IgG，在高达 70% 的类风湿关节炎患者中可以检测到，体格检查中发现类风湿结节也表明类风湿因子的血清阳性和预后较差。RF 的特异性相对较低，可在其他炎症性疾病（如干燥综合征、冷球蛋白血症）、某些感染和健康的个体中发现。相较而言，ACPA 有更高的特异性，在症状出现之前就可能会出现阳性。这个患者手部 X 线检查揭示了 RA 的许多主要特征：软组织肿胀、关节周围骨质减少、关节间隙狭窄和骨质疏松（在本病例中第三和第四近端指间关节明显受累），也可以发现关节破坏和腕骨强直。

！ 小关节受累关节病的主要鉴别诊断

- 类风湿关节炎
- 伴有皮肤和典型指甲改变的银屑病关节炎
- 链球菌或病毒感染后的感染性关节炎
- 有明显关节外病变和抗核抗体阳性的系统性红斑狼疮（SLE）
- 细小病毒性关节病，尤其见于与幼儿接触者

　　细小病毒性关节病一般病程较短（<6 周），放射学和免疫学表现无异常（直到细小病毒 IgM 抗体出现）。

　　RA 的治疗需要多学科合作（MDT）。专科护士、医学专家和理疗师共同给予患者支持、建议、教育和治疗，同时患者应立即转诊。药物治疗主要是改善病情的抗风湿药物（DMARDs），如甲氨蝶呤、柳氮磺吡啶、来氟米特和羟氯喹，可单独或联合使用。有些药物的禁忌证是孕妇和哺乳期女性，该患者是育龄女性，这点应该具体讨论。DMARDs 治疗也需要定期的血液监测，因为许多药物有潜在的骨髓抑制或肝毒性的风险。所有 DMARDs 药物需要 3 个月的时间才能达到完全的临床疗效，因此她应该肌内注射类固醇类药物，快速缓解急性炎症症状。

　　如果她对常规的 DMARDs 没有反应，可以使用针对致病性细胞因子或细胞的"生物"治疗（如单克隆抗体等）。最常见的生物制剂是抗 TNF-α 制剂。英夫利昔单抗、阿达木单抗、戈利木单抗和赛妥珠单抗是针对 TNF-α 分子的单克隆抗体，而依那西普是一种 Fc 融合蛋白，充当 TNF-α 受体的"诱饵"。如果她接受了抗

TNF-α 制剂的治疗，但仍有病情活动，那么，抗 B 细胞（利妥昔单抗）、抗 T 细胞（阿巴西普）或抗 IL-6 受体（托珠单抗）治疗是其他可选的治疗方案。

！ 类风湿关节炎 ACR/EULAR 分类标准（2010）*

临床表现	评分
关节受累伴滑膜炎表现	（0~5）
1 个大关节**	0
2~10 个大关节	1
1~3 个小关节（有或没有大关节受累）***	2
4~10 个小关节（有或没有大关节受累）	3
>10 个关节（至少 1 个小关节受累）	5
血清学	（0~3）
RF 阴性和 ACPA 阴性	0
RF 低滴度阳性或 ACPA 低滴度阳性	2
RF 高滴度阳性或 ACPA 高滴度阳性	3
急性时相反应物	（0~1）
CRP 和 ESR 均正常	0
CRP 或 ESR 增高	1
症状持续时间	（0~1）
<6 周	0
≥6 周	1

* 患者必须至少得 6 分，才能诊断为类风湿关节炎

** 大关节是指踝、肘、肩、髋、膝关节

*** 小关节是指手腕和手足的小关节

！ 类风湿关节炎的关节外特征

全身性	眼部	呼吸系统
精神不振	巩膜炎	肺结节
疲劳	前葡萄膜炎	间质性肺病
体重减轻	干燥性角结膜炎	胸腔积液
		闭塞性细支气管炎

心脏	肾脏	血液系统
慢性动脉粥样硬化	淀粉样变性	贫血
传导阻滞	非甾体抗炎药诱发的肾病	血小板增多症
冠状动脉血管炎		Felty 综合征
心包炎		

神经系统	皮肤	
压迫性神经病	血管炎	
单神经炎	手掌红斑	

🔑 **要点**

- 晨僵是炎症性疾病的主要特征。
- 不是所有的类风湿关节炎患者都是类风湿因子阳性，不是所有携带类风湿因子的患者都是类风湿关节炎；ACPA 对 RA 的特异性高于类风湿因子。
- 对于患有小关节炎的年轻患者，应始终考虑细小病毒性关节病。
- 所有 DMARDs 都有滞后效应，需要密切监测。

病例 53：青年男性背痛

病史

一位 26 岁男性患者，背部、臀部疼痛及僵硬 6 个月。他的症状主要是腰椎和右侧臀部疼痛，早上特别明显，几小时内就逐渐缓解。疼痛从来没有向下累及大腿背侧，患者也没有感觉异常或无力感。既往他只有因 2 次眼睛的急性疼痛伴发红在眼科门诊接受"眼药水"治疗的病史。他是个体户，有两个孩子，吸烟比较厉害。

检查

这个年轻人的腰椎在各个方向的活动均明显受限，但是颈部活动自如，无疼痛。右髋部出现活动范围缩小，尤其是外旋。左膝有少量积液，左足有跟腱炎和足底筋膜炎。其他检查正常。腰骶椎和骶髂关节 MRI 如图 53.1 和 53.2 所示。

🔍 辅助检查		
		正常值范围
血红蛋白	15.2g/dl	13.3～17.7g/dl
白细胞计数	5.6×10^9/L	$(3.9～10.6) \times 10^9$/L
血小板	329×10^9/L	$(150～440) \times 10^9$/L
红细胞沉降率	38mm/h	<10mm/h
C 反应蛋白	42mg/L	<5mg/L
HLA-B27	阳性	

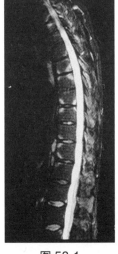

图 53.1

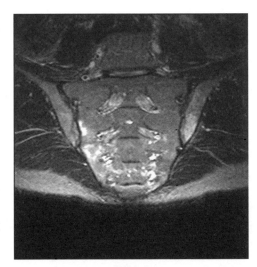

图 53.2

问题

- 该患者最可能的诊断是什么？
- 磁共振成像显示了什么？
- 如何处理该患者？

解析

患者的症状是典型的炎性脊柱疾病（脊柱关节病）和骶髂关节炎。此外，他有周围关节炎、肌腱炎、可能的关节外症状（以前的眼部疾病）和炎症因子的升高。引起这些症状和体征最可能的原因是强直性脊柱炎（AS）。MHC 分子 HLA-B27 的存在对本病有支持作用，但不能诊断疾病：尽管有超过 95% 的 AS 患者 B27 是阳性的，但在没有脊柱关节疾病的正常人群中，有高达 10% 的人 B27 是阳性的。

! **脊柱关节病的主要鉴别诊断**

- 强直性脊柱炎（典型的脊柱关节炎），最常见于 35 岁以下的男性。
- 银屑病关节炎。
- 肠病，与炎症性肠病相关，但与疾病活动无关。
- 泌尿生殖道或胃肠道感染后的反应性关节炎。

诊断的混淆可能是由于脊柱关节病相关的症状（如红眼、皮疹、胃肠道不适）复杂重叠在一起引起的，有些患者不完全符合一个诊断类别，就被描述为患有未分化脊柱关节病。

这个患者的 MRI 有明显的含水量高的区域（关节炎症和骨水肿），并显示了 AS 的典型特征：腰椎角"高亮"，伴水肿，骶髂关节对称性炎症改变，关节间隙不规则。炎症会导致疼痛和僵硬的症状，而这些部位的纤维化和骨化会导致脊柱活动受限。临床测量脊柱活动受限的一种方法是 Schober 试验：腰椎上相距 15cm 的两个标记（髂后上棘水平向下 5cm 和向上 10cm），在脊柱前弯时应增加到相距 >20cm，还应定期评估脊柱侧弯和颈椎运动度。在晚期疾病中，患者可能会出现"问号"姿势，腰椎前凸消失，胸椎后凸增大，颈椎过度伸展，可能发生脊柱完全融合（强直）。令人惊讶的是此时患者没有疼痛，除非由于脊柱僵硬和伴随的骨质疏松导致微骨折。

虽然 AS 以中轴关节受累为主，但也可能发生大关节周围性关节病（髋关节和膝关节），附着点炎和肌腱炎也可能发生。关节外症状包括前葡萄膜炎，其发生率高达 40%（与脊柱疾病活动无关）、心肺纤维化和主动脉瓣反流。

AS 的治疗主要是物理治疗和非甾体抗炎药（NSAIDs）。考虑到肋软骨炎或肋软骨炎后胸壁融合的风险及可能的限制性肺病，该患者也必须要戒烟。如果在规律使用非甾体抗炎药后，他仍然有明显的症状，并有正在发作的炎症性疾病的客观血清学和（或）放射学证据，可以使用抗 TNF-α 制剂治疗。

> **🔑 要点**
>
> - 强直性脊柱炎是引起炎性脊柱疼痛最常见的原因。
> - HLA-B27 不是诊断依据。
> - 选择的检查是对腰骶部关节和骶髂关节行 MRI 扫描。
> - 治疗包括物理治疗、非甾体抗炎药和在难治性疾病中使用的 TNF-α 抑制剂。

病例 54：笨拙

病史

一位 64 岁男性因急性神经病变被全科医师紧急转诊。在就诊前两天，患者醒来时发现自己走路时无法抬起右足和足趾，因此一直绊倒。在接下来的 24 小时里，发现自己失去了对左手拇指的控制，抓不住东西。他的问题与手脚感觉的改变有关。既往史无特殊。

检查

这位患者步态很高，不能背屈右足，只能用足跟走路。足尖和踝部的感觉也减弱。左手拇指外展和掌屈功能丧失，桡侧三个半手指感觉减退。

问题

- 这些症状的原因是什么？
- 恰当的进一步的检查应如何安排？

解析

患者完全丧失正中神经和腓总神经功能。起病的突然性和解剖学上明显的本能丢失表明是内在的神经问题，而不是压迫性神经病变。因此诊断为多发性单神经炎，即多发周围神经丧失运动和感觉功能。多发性单神经炎是由于周围神经的血管供应中断引起的，最常见的原因之一是血管炎（另一个主要原因是糖尿病，但与本例无关）。

血管炎（血管炎症和随后的血流障碍）可以是原发性（特发性）或继发性的，在这种情况下，它与类风湿关节炎等潜在疾病有关。原发性血管炎在临床上根据所累及血管的大小进行分类（见下框）。

❗ 特发性血管炎的临床分型	
大血管	巨细胞（颞）动脉炎
	大动脉炎
中血管	结节性多动脉炎
	川崎病
小血管	抗中性粒细胞胞质抗体（ANCA）相关：
	肉芽肿性多血管炎，显微镜下多血管炎
	嗜酸性肉芽肿性多血管炎（可能 ANCA 阳性）
	免疫复合物介导
	冷球蛋白性血管炎：过敏性血管炎
	IgA 血管炎

多发性单神经炎可由任何一种中、小血管炎引起，在接诊患者时应考虑到这种差异。应在病史和检查中寻找每种鉴别诊断中独特的临床症状，同时要记住这些特征会有相当多的重叠。例如，皮肤受累在所有类型的血管炎中都非常常见。更具辨别性的症状包括：

- 结节性多动脉炎的网状青斑、背痛、睾丸痛。
- 肉芽肿性多血管炎的鼻窦或听觉前庭疾病。
- 嗜酸性肉芽肿性多血管炎的成人哮喘或鼻息肉。
- IgA 血管炎患者的腹痛和直肠出血。

对疑似血管炎患者要进行相应检查，以确认诊断并明确器官受累的范围和严重程度。下面方框中列出的许多检查都适用于该患者。神经活检是多发性单神经炎的一个重要检查方法，活检常选的部位是腓肠神经。

⚠️ 疑似血管炎患者的常见调查和结果	
全血计数	慢性贫血
	血小板增多
	嗜酸性粒细胞增多症（Churg-Strauss 综合征）
肾功能包括尿检	对肾脏受累的评估
ESR 和 CRP	升高
ANCA	cANCA 常见于肉芽肿性多血管炎
	pANCA 常见于显微镜下多血管炎和嗜酸性肉芽肿性多血管炎
ANA	原发性血管炎阴性，系统性红斑狼疮引起的疾病阳性
类风湿因子	冷球蛋白血症和类风湿性血管炎阳性
补体	系统性红斑狼疮引起的血管炎和冷球蛋白血症降低
冷球蛋白	冷球蛋白血症所致血管炎中阳性
肝炎血清学	乙型病毒性肝炎合并结节性多动脉炎
	丙型病毒性肝炎合并冷球蛋白血症
HIV 血清学	任何血管炎都可能呈阳性
其他（如有说明）	胸部 X 线片（许多血管炎的肺部疾病）
	肉芽肿性多血管炎的鼻窦 CT 表现
	肌电图和神经传导研究
	血管造影（尤其是大动脉炎和结节性多动脉炎）
	组织活检（肾、脑、周围神经）

　　单神经炎的治疗首选强效的免疫抑制，通常是大剂量糖皮质激素和环磷酰胺，以及治疗潜在的感染，如肝炎等。这名足下垂的患者还需要矫形器和理疗来最大限度地恢复身体功能。

🔑 要点

- 多发性单神经炎通常由糖尿病或血管炎引起。
- 血管炎根据涉及血管的大小进行分类。
- 血管炎引起的多发性单神经炎可能需要强效的免疫抑制治疗，如激素和环磷酰胺。

病例 55：老年男性背痛伴口渴

病史

一位 72 岁的老年男性因严重背痛住进急诊室。当他从厨房台阶上笨拙地走下来时突发背痛，但他否认自己摔倒，或者脊柱受到直接伤害。在过去的几个月里，除了骨盆后部和髋部有一些轻微的不适外，他的关节从来没有出现过问题。然而，在直接的询问中，他承认体重有所减轻，感到疲倦甚至"筋疲力尽"。此外，在过去的几周里，他比正常人更口渴，他还抱怨尿频和夜尿症。

检查

一般情况良好，面色苍白，痛苦不堪。T_{11} 和 T_{12} 以上椎体有明显压痛。骨盆无压痛，髋部活动自如。神经系统查体正常。其他系统查体也正常。影像学图像如图 55.1 和图 55.2 所示。

辅助检查		
		正常值范围
血红蛋白	7.9g/dl	13.3～17.7g/dl
平均红细胞体积	88fl	80～99fl
白细胞计数	$4.4 \times 10^9/L$	$(3.9～10.6) \times 10^9/L$
血小板	$148 \times 10^9/L$	$(150～440) \times 10^9/L$
红细胞沉降率	104mm/h	<10mm/h
C 反应蛋白	<5mg/L	<5mg/L
尿素	25.8mmol/L	2.5～6.7mmol/L
肌酐	189mmol/L	70～120mmol/L
血清钙	3.82mmol/L	2.12～2.65mmol/L

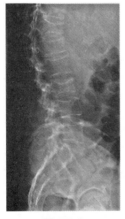

图 55.1

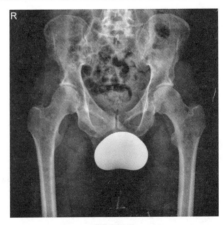

图 55.2

问题

- 为什么要做 X 线检查？它显示了什么？
- 诊断是什么？
- 能否将血液检测结果与临床图片和放射学结果联系起来？
- 将如何进一步检查和处理该患者？

解析

这名老年患者有急性背痛和相关的骨压痛。为明确是否有骨折，并研究患者长期骨盆／髋关节疼痛的原因，X 线检查是比较合适的检查。侧位脊柱 X 线显示 T_{11} 和 T_{12} 在轻微撞击后发生压缩性骨折（提示骨质的脆弱性），仔细检查整个脊柱可发现严重的全身性骨量减少。此外，骨盆 X 线片显示整个骨盆和股骨近端有明确的溶解性病变。患者的血液检查显示有明显的正红细胞性贫血（可以解释疲劳的表现），白细胞和血小板计数略有减少，这表明可能是骨髓疾病导致的。血钙升高（导致口渴和夜尿症）说明有一个长期影响骨骼的过程。另外，在 CRP 正常的情况下，红细胞沉降率升高明显，这表明血液系统疾病影响红细胞沉降，而不是全身炎症反应。肾功能损害是肾前病变，表明是脱水的原因。

综上所述，这名老年人合并有正细胞性贫血、血钙升高和红细胞沉降率显著升高及广泛的严重骨质疏松症、溶解性病变和椎体骨折。因此最有可能的诊断是多发性骨髓瘤，一种浆细胞（B 细胞）恶性增殖性疾病，可产生大量抗体（免疫球蛋白）。异常细胞系会抑制正常的血细胞生成，导致贫血、白细胞减少和（或）血小板减少；诱导破骨细胞活性增强，导致骨质疏松、骨折和高钙血症的风险增加；循环中轻链过多影响红细胞沉降，导致只有 ESR 升高，而 CRP 不高。骨髓瘤肾损害的主要原因有两方面：一是血钙升高引起渗透性利尿和脱水，二是轻链异常引起肾小管直接损伤。

许多实体瘤（尤其是乳腺、肺、甲状腺和肾脏）可能会转移到骨骼，也可能通过直接破坏骨骼或产生甲状旁腺激素相关蛋白（PTHrP）而导致高钙。然而，本病例的总体情况和骨髓受累的证据表明骨髓瘤是最有可能的诊断。

选择的初步检查是免疫球蛋白、血清电泳和检测尿液中的本 - 周蛋白（免疫球蛋白轻链）。骨髓瘤是单克隆丙种球蛋白病（典型是 IgG 型），伴有免疫缺陷（即抑制其他免疫球蛋白）。诊断性检查是骨髓活检，发现浆细胞异常增殖。

该患者立即的处理包括：

- 贫血应给予输血。
- 肾损害应适当补液。
- 补液和（必要时双膦酸盐）治疗高钙血症。

患者应转诊到血液科接受进一步治疗。美法仑和泼尼松龙可诱导疾病部分缓解。大剂量化疗加骨髓移植可延长生存期，但不能常规用于 55 岁以上的患者，因为该疗法的相关死亡率高达 40%。

🔑 **要点**

- 骨痛、红细胞沉降率和血钙升高提示多发性骨髓瘤。
- 骨髓瘤是骨质疏松症的重要原因之一。
- 骨髓瘤筛查试验包括免疫球蛋白、血清电泳和尿液中的本－周蛋白。
- 骨髓瘤诊断需通过骨髓活检。

病例 56：急性背痛

病史

一位 58 岁的妇女因急性背痛来到急诊室。她绊了一跤，但否认摔倒或直接伤到脊柱，但随后立即发展成急性且严重的后背疼痛。既往史无特殊。她承认每周最多饮酒 30 单位（每单位相当于 10ml 酒精），每天吸 30 支烟。

检查

这名妇女消瘦，表情痛苦。疼痛是中枢性的，没有放射痛。无全身性疾病的表现，心血管、呼吸、腹部和神经系统检查正常。明显的脊柱后凸，几个胸椎有压痛。X 线检查图像如图 56.1 所示。

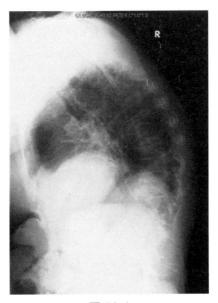

图 56.1

问题

- 诊断是什么？
- 她有哪些导致这种疾病的危险因素及其他因素？在病史中还有什么需要特别注意的吗？
- 将如何进一步检查和处理该患者？

解析

尽管许多内科和外科的疾病会放射到背部引起疼痛，但该患者的疼痛可通过按压椎体引起，表明病变来源于骨骼，X线片显示椎体在最大压痛部位有几处楔形骨折。考虑到损伤是在轻微和间接的撞击后造成的，这种情况下必须考虑骨骼的脆性。

骨骼脆弱性可能是由恶性病变引起的病理性骨折（考虑到她的吸烟史，这也许是一种可能性），但令人欣慰的是，没有放射学证据表明骨折周围有溶解破坏性病变。尽管如此，我们仍需询问患者咳嗽或咯血病史，最近的体重减轻情况，或者她是否一直这样消瘦。如果她的病史中有任何提示性症状，应该考虑做胸部X线检查。否则（由于没有骨恶性肿瘤的放射学证据），这种情况下骨折最可能的解释是骨质疏松引起的广泛的骨骼脆性增加。

骨质疏松症是一种全身性骨骼疾病，其特点是骨量低、骨组织微结构变化、脆性增加和容易骨折。骨量或矿物质密度依赖于成骨细胞和破骨细胞活性的平衡。一般来说，它在成年达到高峰，然后从35岁开始下降，在绝经后妇女中加速下降。绝经后骨质流失是骨质疏松症最常见的原因，但继发性骨质疏松症可发生在多种疾病中：

- 绝经后雌激素缺乏症（最常见的原因）。
- 闭经。
- 医源性（皮质类固醇治疗）。
- 内分泌（甲状旁腺功能亢进、甲状腺功能亢进、库欣病、垂体功能减退、性腺功能减退）。
- 吸收不良（如腹部疾病）。
- 骨软化症。
- 多发性骨髓瘤。
- 炎性关节病[可能是由于IL-1和（或）TNF-α升高]。

该患者有许多骨质疏松症的危险因素，如低体重指数（BMI）、吸烟和过量饮酒史。在疑似骨质疏松症患者的病史中应需特别寻找的主要危险因素有：

- 母系髋部骨折家族史。
- 雌激素缺乏（例如过早绝经、继发性闭经）。
- 激素治疗，泼尼松龙剂量>7.5mg/d，持续6个月以上。
- 低BMI（<19kg/m²），这是由雌激素水平降低和体重减少的共同作用导致的。
- 吸烟和过量饮酒。
- 神经性厌食症。
- 长时间不活动。

骨质疏松症的诊断和严重程度是通过双能 X 线吸收法测量或 DEXA 扫描来确定的。将腰椎和股骨近端的骨密度（BMD）与年轻人正常平均值进行比较，用 T 值评分：

- 正常——BMD 低于 1 个标准差（SD）。
- 骨质减少——BMD 介于 1~2.5SDs。
- 骨质疏松症——BMD>2.5SDs。
- 严重骨质疏松症——骨质疏松加上既往的脆性骨折。

目前患者应进行 DEXA 扫描，与其他骨质疏松症患者一样，应对低骨量的继发原因进行筛查。甲状腺功能测试、骨髓瘤筛查、维生素 D 水平、骨和激素水平检查是必不可少的。

急性椎体塌陷引起的疼痛很剧烈，可能需要阿片类药物治疗；如果仍有疼痛，椎体成形术（直接向骨折椎体注射骨水泥）可能是有效的。骨质疏松治疗的目的是减少跌倒和骨骼脆性。生活方式的改变，如减肥运动、戒烟和酒精的减少都是至关重要的。

药物治疗上钙和双膦酸盐的使用，可以有效降低破骨细胞活性，但依从性较差。所有接受糖皮质激素治疗的患者都应给予骨保护，因为既往通过检测骨密度，发现激素引起的骨质疏松症骨折的发生率最高。治疗骨质疏松症的其他治疗药物包括选择性雌激素受体调节剂（SERMs，如雷洛昔芬）、锶和特立帕肽（合成 PTH）。激素替代疗法（HRT）可能有助于骨质疏松的初级预防，但在已确诊的疾病中并没有被证实。

🔑 要点

- 骨质疏松症是一种低骨密度导致骨骼脆性增加的疾病。
- 最常见的原因是绝经后雌激素缺乏。
- 激素引起的骨质疏松症是医疗实践中的一个重要问题。永远不要忘记接受糖皮质激素治疗患者的骨保护治疗！

病例 57：骨痛和蹒跚步态

病史

一位 45 岁的亚裔女性因全身骨痛和行走困难被转诊到风湿科。她否认局部关节疼痛，但"全身都痛"，她发现自己很难从椅子上爬起来，也很难爬楼梯，走路步履蹒跚。一年来，症状越来越严重。既往体健。

检查

该患者无炎症性疾病表现，有骨痛，但无关节压痛，伴轻微乏力，其余检查都正常。

🔍 **辅助检查**		
		正常值范围
红细胞沉降率	4mm/h	<10mm/h
C 反应蛋白	<5mg/L	<5mg/L
肌酸肌酶	54U/L	25～195U/L
钙	2.04mmol/L	2.12～2.65mmol/L
磷酸根	0.7mmol/L	0.8～1.45mmol/L
碱性磷酸酶	456U/L	30～300U/L
25- 羟基维生素 D	8.1nmol/L	12.5～350nmol/L
甲状旁腺激素	7.3pmol/L	1.0～6.1pmol/L

问题

- 诊断是什么？
- 该病例中患者潜在的危险因素是什么？
- 骨痛和乏力的鉴别诊断是什么？
- 将如何处理该患者？

解析

该患者合并骨痛和近端肌病。肌酸肌酶正常提示这不是一种原发性肌肉疾病，下框中显示的低维生素 D 和高 PTH 表明维生素 D 缺乏。诊断为骨软化症，这是一种骨矿化不良、类骨质过多的疾病。骨软化症的临床症状可能会非常不清晰，必须慎重考虑以免漏诊。

! 骨软化症和佝偻病的特点	
骨痛／压痛	尤其是肋骨（睡觉时翻身可能会痛醒）
近端肌病	力量也可能因骨痛受限
感觉异常或抽搐	因为低钙血症
放射学	骨软化症有假骨折线（Looser 带）
生化	维生素 D 降低
	钙和磷含量低或正常
	碱性磷酸酶和甲状旁腺激素升高

! 佝偻病的特点	
畸形	颅骨软化（柔软可压缩的颅骨）
	额骨和顶骨隆起
	骨骺肿大
	骨软骨连接处串珠样改变
	胸腔出现哈里森沟
	膝内翻

维生素 D 缺乏最常见的原因是缺乏阳光照射（皮肤的紫外线照射是皮肤中 7-脱氢胆固醇前体产生维生素 D 所必需的），这在那些因宗教原因而遮掩身体的人群和住在养老院的老年人中很常见。在这个病例中，可能导致骨软化症的危险因素是因宗教信仰对皮肤的遮盖，加上大量食入的印度薄饼——所用面粉中含有植酸，它能结合钙，因此可能增加维生素 D 的需求。骨软化症的病因如下。

! 骨软化症的病因
• 维生素 D 含量低：缺乏阳光照射，口服摄入不足
• 吸收不良：腹腔疾病、胃切除术、胰腺功能不全
• 肾病：肾性骨营养不良、低磷血症性肾病、Fanconi 综合征、肾小管酸中毒
• 药物：抗惊厥药（苯妥英钠和卡马西平）

骨软化症的鉴别诊断广泛，包括：

- 纤维肌痛。
- 骨质疏松症。
- 风湿性多肌痛。
- 多发性肌炎。
- 类风湿关节炎。
- 多发性骨髓瘤。
- 转移性骨病。

因此，在判断患者是否患有骨软化症时，没有炎症反应和肌酸肌酶正常可以给我们更充分的诊断信心。

骨软化症的治疗侧重于患者教育。仅最少的阳光照射（15 分钟的阳光照射面部和手／手臂）就可以维持维生素 D 的水平，皮肤较黑的人需要更长时间的阳光照射。鱼油和某些补充谷物类食品应尽可能多摄入。另外，维生素 D 缺乏症是可以通过药物来治疗的。轻度缺乏者每天服用 800U 维生素 D，严重缺乏者需要口服大剂量的维生素 D，好转后再每天服用标准剂量的维生素 D。所有补充维生素 D 的患者也应同时补钙。

🔑 要点

- 骨软化症是由于维生素 D 缺乏所致。
- 症状可能非常无特异性。
- 骨软化症在某些少数民族和养老院中很常见。

病例 58：臀部疼痛和血液检查异常

病史

一位 78 岁的老人由他的全科医师转诊到风湿科。几个月来他一直抱怨臀部疼痛。他的医生怀疑是骨关节炎，安排了一些血液检查和骨盆 X 线检查（图58.1）。镇痛治疗后疼痛有所缓解，但他的 X 线检查结果异常，建议他转诊寻求进一步的诊断和治疗。

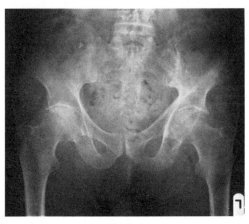

图 58.1

🔍 辅助检查		
		正常值范围
红细胞沉降率	<10mm/h	<10mm/h
C 反应蛋白	<5mg/L	<5mg/L
尿素	6.4mmol/L	2.5～6.7mmol/L
肌酐	72μmol/L	70～120μmol/L
胆红素	12μmol/L	3～17μmol/L
丙氨酸转移酶	32U/L	5～35U/L
碱性磷酸酶	976U/L	30～300U/L
钙	2.04mmol/L	2.12～2.65mmol/L

问题

- 可能的诊断是什么？
- 潜在的并发症有哪些？
- 如何处理该患者？

解析

这名老人的骨盆 X 线有明显异常，显示骨小梁缺失，骨异常增厚和硬化。结合他的骨痛病史和碱性磷酸酶（ALP）升高，最有可能的诊断是 Paget 病。

Paget 病是一种骨重建紊乱，破骨细胞和成骨细胞活性增加的疾病。事实上，正是加速的成骨细胞活性导致 ALP 升高。虽然该病通常是无症状的，但 Paget 病患者的骨结构是马赛克样的，机械应力比正常骨弱。因此，可能会导致骨畸形（如胫骨弯曲）或自发性骨折。Paget 病患者的骨骼也有血管增生，触诊时可能会感到温暖。大多数 Paget 病（80%）病变是多发的，同时累及多处骨骼；当疾病单一部位受累时，胫骨和髂骨是最常见的受累部位。

❗ Paget 病的并发症

骨骼	骨痛
	畸形（弓形、颅骨增大）
	骨折
神经系统（压迫综合征）	耳聋
	脊神经或脑神经卡压
	椎管狭窄
心血管疾病	体温升高和受影响区域的温度增高
	高输出量充血性心力衰竭
	颈动脉盗血综合征（Paget 样颅骨）
恶变	骨肉瘤
代谢	高钙血症（存在骨折或活动受限）

Paget 病的诊断是影像学检查和生化异常的综合判断。X 线片显示硬化性和溶解性病变的混合，以及明显的小梁增厚。"局限性骨质疏松症"是指影响颅骨的广泛溶骨性疾病。全身骨扫描可用于确定疾病的程度，因为受累部位会显示出明显的摄取增加。

实际上，Paget 病的治疗主要是针对疼痛，但如本例所示，骨畸形或压迫综合征（或有风险）也应及时治疗。治疗的选择是双膦酸盐，以减少破骨细胞的活动，中断混乱的骨重建的恶性循环。静脉注射唑来膦酸是非常有效的，血清 ALP 和 1 型前胶原（P1NP）水平是骨形成的敏感标志物，经过治疗后分泌会受到抑制。应定期观察患者的症状变化或检测这些生化指标是否有升高，依据这两种情况评估再次治疗的指征。

> 🔑 **要点**
>
> - Paget 病可能是在 X 线上偶然诊断出来的。
> - 治疗是针对骨痛或其他并发症。
> - 首选的治疗是静脉注射唑来膦酸。

病例 59：运动员膝关节疼痛

病史

这是一名 36 岁的业余跑者,出现了膝关节前部疼痛。她最近在为马拉松做准备,增加了训练强度,只在公路上跑步。此次发病前几周,她在跑步时出现膝关节剧烈疼痛,停止跑步后疼痛仍未缓解,休息时也感到疼痛。既往无外伤史,20 岁左右由于过度训练而经历了 8 个月的继发性闭经。之后她的月经恢复正常。无吸烟饮酒史,除了一直服用对乙酰氨基酚镇痛,无定期服用其他药物。

检查

这名患者步态正常,但患侧因疼痛无法跳跃。胫骨内侧近端有一个局限性骨压痛区。膝关节和其他关节的检查是正常的。

问题

- 可能的诊断是什么?
- 如何选择进一步的检查?
- 膝关节前部疼痛的鉴别诊断是什么?
- 如何处理该患者?

解析

最可能的诊断是胫骨近端应力性骨折。应力性骨折是过度使用造成的损伤，发病时骨膜骨吸收超过骨形成。通常主要出现在两种患者群体：士兵可能遭受距骨骨折，运动员根据体育项目的不同可能发生在不同的部位。虽然由于过度的机械负荷，应力性骨折在跑步者中常发生于膝关节，但由于重复和过度的牵引，应力性骨折也可能导致非负重部位骨折（例如，赛艇运动员由于前锯肌的牵引而导致肋骨骨折）。与本例一样，典型的症状是跑步过程中出现疼痛，休息时疼痛仍会持续。这与胫骨应力综合征不同，后者是胫骨骨膜的牵引性损伤，持续活动后疼痛会有所减轻，但在患者停止跑步后疼痛又会复发。

进一步的检查应选择 CT 或 MRI 检查，因为 X 线检查通常是正常的。

膝关节前部疼痛的鉴别诊断非常广泛，包括：

- 髌骨断裂和错位。
- 髌骨软骨软化症（髌骨软骨退行性病变）。
- 髌骨肌腱炎。
- 髌前或髌下滑囊炎。
- 半月板损伤。
- 紧张的髂胫束。
- 髋关节或腰骶椎疼痛。

应力性骨折的处理是休息，直到疼痛和局部压痛完全缓解。对于下肢严重应力性骨折的患者，空气铸型靴可以提供支撑，帮助逐渐恢复负重。康复的关键是分级逐步恢复运动，以防止进展或复发。应力性骨折患者也应接受细致的物理治疗评估，以发现和处理任何会诱发生物力学的因素。此外，该患者已有过度训练史，因此应警惕饮食紊乱、闭经和骨质疏松症等"女运动员三联征"的出现。许多医师会对任何应力性骨折者进行骨质疏松风险的临床评估，然后进行 DEXA 扫描和血清学骨指标（钙、碱性磷酸酶和维生素 D 状态）的评估。

🔑 要点

- 应力性骨折是过度使用造成的损伤，在运动员中很常见。
- 应评估应力性骨折患者是否有骨质疏松症。
- 任何发生应力性骨折的女性都应考虑女运动员三联征。

病例 60：手部疼痛和皮疹

病史

一位 38 岁男性因手部疼痛 2 个月就诊。数周内隐匿起病，主要累及双手远端和近端指间关节、右足第三足趾和右足后跟。疼痛、僵硬和肿胀在早晨最明显，运动和服用布洛芬后可以改善。既往史无特殊。通过系统询问得知，他因前臂和脐部长期有皮疹而使用润肤剂。

检查

前臂、头皮和脐部有鳞片状皮肤斑块。指甲营养不良，表面有斑点和隆起，远端和近端指间关节软组织肿胀，有滑膜炎。右足有个"腊肠样"足趾。右跟腱在远端 1/3 处肿胀和压痛，触诊跟骨时疼痛。

🔍 辅助检查		
		正常值范围
类风湿因子（RF）	阴性	
抗环瓜氨酸肽抗体（ACPA）	阴性	
红细胞沉降率	8mm/h	<10mm/h
C 反应蛋白	<5mg/L	<5mg/L

问题

- 关节病和皮疹的鉴别诊断是什么？
- 哪一种疾病最有可能？
- 常见的炎症标志物是否异常？
- 有效的治疗方法是什么？

解析

关节病和皮疹是风湿病中常见的组合，因此详细的系统检查至关重要。系统回顾会显示与皮疹相关的病情，可能不是直接相关，但也会揭示一个统一诊断的其他特征（如眼部或胃肠道受累）。

皮疹和关节病最可能的鉴别诊断是银屑病关节炎、系统性红斑狼疮、血管炎、结节病和肠病性关节炎。其他可能性诊断包括感染，如淋菌性关节炎、莱姆病、风湿热或感染性心内膜炎。到目前为止，本病例最有可能的统一诊断是以皮疹、指甲和关节受累为特点的银屑病关节炎。血清阴性（即 RF 和 ACPA 阴性）也非常支持此诊断。

银屑病关节炎是一种常见的炎症性关节病，影响多达 15% 的银屑病患者。它有许多特征性表现和临床特征，可以帮助区分真正的银屑病关节炎和那些银屑病合并其他炎症性关节病，如类风湿关节炎。尽管以下是银屑病的"典型"表现，但患者可能有来自不同类别的几个重叠特征。

> **！ 银屑病关节炎的临床特点**
>
> - 指关节炎或"腊肠"指和（插入性）肌腱病
> - 远端多关节疾病（主要累及远端和近端指间关节）
> - 近端多关节疾病（主要累及掌指关节和近端指间关节，与类风湿关节炎非常相似）
> - 骶髂关节炎和（或）脊柱关节病
> - 少关节炎（尤其是髋关节和膝关节）
> - 残毁性关节炎，伴有明显的骨溶解和手指挛缩

皮疹可能是非常轻微，容易忽视和遗漏，所以对疑诊银屑病关节炎患者的临床检查应包括仔细检查典型的受累部位，如发际线或臀沟处。事实上，指甲改变也可能是银屑病的唯一临床证据，也是诊断的重要依据，指甲改变包括凹陷、隆起和脱甲。

诊断取决于典型的病史和临床检查；没有诊断性试验，就像本例一样，急性期通常没有其他炎症性关节疾病那么明显。放射学检查在早期没有太大帮助，如关节周围骨量减少缺乏特异性，典型的骨溶解导致"铅笔帽样"畸形是晚期的特点。肌腱病变、附着点病变、足底筋膜炎、骶髂关节炎和脊柱关节病在 MRI 上可以明显观察到。

治疗方法与类风湿关节炎相似。甲氨蝶呤和来氟米特等免疫调节剂用于一线治疗（而羟氯喹往往是避免使用的，因为它可能会加重皮肤病）。对于充分的 DMARDs 治疗后仍处于疾病活动的患者，TNF-α 抑制剂治疗对皮肤和关节病变都非常有益。因为这名患者出现了跟腱受累，所以及时行超声检查来确定炎症的严

重程度和肌腱的完整性是很重要的。激素注射在负重肌腱受累的患者中是相对禁忌的，有肌腱断裂的风险，所以对于有断裂风险的肌腱应固定在空气铸型靴内。

> **🔑 要点**
>
> - 皮疹和关节病是常见主诉。
> - 最常见的鉴别诊断是银屑病关节炎。
> - 指甲病变对于区分银屑病关节炎和其他形式的炎症性关节病非常有帮助。
> - 银屑病关节炎有许多临床类型，远端小关节疾病类型是最常见的。

病例 61：过度伸展和气胸

病史

一名 19 岁男子因自发性气胸入院后由胸外科团队接诊。他现已完全康复，但在入院时观察到他关节过度伸展，手指长，皮肤松弛。

检查

这名年轻人个子很高，四肢和手指长得不成比例，漏斗胸和轻度脊柱侧弯，上腭呈高拱形，牙齿过度拥挤。皮肤有轻伤留下的瘢痕，外观无异常。

问题

- 如何正规地评估过度活动？
- 患者的外观和气胸提示什么诊断？
- 令人担心的并发症是什么？
- 哪种相关疾病与过度活动、皮肤松弛和异常瘢痕形成有关？

解析

过度活动（或过度伸展）可以用 Beighton 标准来评估。以下标准中如果 9 分中达到 4 分，则视为关节松弛：

- 膝过伸大于 10° 超过 180°（2 分）。
- 肘部过伸大于 10° 超过 180°（2 分）。
- 拇指外展可以接触前臂前部（2 分）。
- 小指背伸至 90°（2 分）。
- 躯干弯曲，手掌平放在地板上（1 分）。

一定程度的关节松弛在正常人群中并不少见，但它可能是遗传性胶原疾病的一部分表现。其中最常见的是马方综合征和 Ehlers-Danlos 综合征。然而，该患者的外型和自发性气胸病史是马方综合征的特征。

马方综合征是由于纤维蛋白基因缺陷，导致弹性蛋白亚结构异常，并导致许多系统出现异常（见下文）。虽然这是一种常染色体显性遗传病，但高达 25% 的病例是由自发突变引起的。

！ 马方综合征的临床特点	
骨骼	又高又瘦
	不成比例的四肢细长
	蜘蛛趾（指）
	漏斗胸
	胸椎后突
	脊柱侧弯
	高腭弓，牙齿过度拥挤
眼部	异位（晶状体向上脱位）
心血管	主动脉扩张和剥离
	二尖瓣脱垂
肺部	自发性气胸
	肺气肿
皮肤	切口疝
	妊娠纹（无体重变化或妊娠）
放射学	硬脑膜扩张（硬脑膜囊扩大）

最令人担心的并发症是主动脉夹层，因此所有马方综合征患者应每年进行超声心动图检查，并尽早考虑选择性修复。二尖瓣脱垂患者有发生心内膜炎的风险。

该病例中另一个主要鉴别诊断是 Ehlers-Danlos 综合征，这是胶原缺陷导致关节松弛和皮肤脆弱／过度伸展的疾病。这些患者有天鹅绒般的皮肤和愈合不良的特点，容易导致裂口（"鱼口"）瘢痕和擦伤。这类患者最让人担心的并发症是动脉瘤形成和弹性组织松弛导致的动脉破裂。

🔑 要点

- 关节过度活动在正常人群中很常见，尤其是年轻女孩。
- 使用 Beighton 标准评估过度伸展。
- 马方综合征的特点是关节过度伸展和骨骼比例失调。

病例 62：年轻女性的麻木症状

病史

随访一位有 10 年类风湿关节炎病史的 28 岁女性，妊娠 30 周且是第一次妊娠，在妊娠前停用了改善病情的药物。关节炎一直处于平稳状态，几周前右手外半侧出现麻木。症状在夜间尤为突出，当她握手时症状就消失了。无晨僵，握力也不受影响，但发现自己作为钢琴老师的工作越来越困难。

🔍 辅助检查

		正常值范围
血红蛋白	14.9g/dl	13.3~17.7g/dl
白细胞计数	7.4×10^9/L	$(3.9 \sim 10.6) \times 10^9$/L
血小板	323×10^9/L	$(150 \sim 440) \times 10^9$/L
红细胞沉降率	8mm/h	<10mm/h
C 反应蛋白	3mg/L	<5mg/L

问题

- 诊断是什么？
- 确定患者病史中的两个风险因素。
- 应该在检查中寻找什么？
- 将如何进一步检查和处理该患者？

解析

这是一个非常典型的腕管综合征病例。腕管综合征是最常见的卡压性神经病，在此疾病中，正中神经在延伸到手部过程中被压在屈肌支持带下方。典型的症状是正中神经感觉分布区域的刺痛（即桡侧三个半手指），拇指无法外展是晚期症状。症状通常在夜间（发作时手可能很痛）和某些姿势（如拿报纸或开车）时更严重。

大多数病例是特发性的，但妊娠和类风湿关节炎是非常常见的诱因，如本例患者。其他需要考虑的常见疾病有肢端肥大症、甲状腺功能减退症和糖尿病。腕管综合征也更常见于那些有职业风险如过度使用手指的人群，如钢琴演奏家！

检查应从观察相关症状开始。在检查手部时，发现大鱼际肌肉萎缩。桡侧三个半手指掌面出现感觉异常，拇指外展、屈曲和对掌无力。当敲击受累手腕掌侧产生远端感觉异常时，会出现 Tinel 征；当受累手腕保持最大屈曲位引起或加重症状时，Phalen 征为阳性。这两种检查的敏感性和特异性都很有限，但有助于诊断。尽管该患者否认晨僵，炎症指标是正常的，但对其类风湿关节炎活动性的临床评估来确定滑膜炎是否与卡压综合征相关至关重要。诊断的金标准是一项神经传导试验，它将证明（并量化）通过腕管的传导速度降低。

大多数患者对非手术治疗反应良好，如避免刺激性活动和用手腕夹板固定（尤其是在夜间）。这种方法也适用于该患者。经治疗，产后她的症状可能会缓解。如果这些措施失败，糖皮质激素注射到腕管可以非常有效的治疗高达 80% 的患者。对于有持续性致残症状或运动功能丧失的患者应施行手术减压。

🔑 要点

- 腕管综合征是一种正中神经卡压性神经病。
- 特点是在桡侧三个半手指上发生感觉异常。
- 诊断性检查是神经传导检测。
- 治疗可以是非手术疗法、激素注射或手术减压。

病例 63：关节痛、皮肤改变和肌肉乏力

病史

一位 44 岁的妇女因一系列的症状就诊于风湿科。既往体健，8 个月前出现雷诺现象和关节痛。服用非甾体抗炎药（NSAIDs）后关节痛有所好转，所以她"过上了正常的生活"。近几个月，她注意到手指上的皮肤越来越紧。近几周，出现了肌肉无力，以至于她发现自己很难爬楼梯或从椅子上站起来。

检查

手指上有一些皮肤缠绕，指腹缩小。虽然有关节疼痛，但没有滑膜炎的客观依据。近端肌力降低到 3/5。呼吸检查显示双肺有吸气相爆裂音，但其余检查正常。接诊她的全科医师对其进行了"自身免疫筛查"。

🔍 辅助检查	
抗核抗体	阳性
抗双链 DNA 抗体	阴性
抗 Ro 抗体	阴性
抗 La 抗体	阴性
抗 Sm 抗体	阴性
抗 U1-RNP 抗体	阳性
多克隆高丙种球蛋白血症	

问题

- 可能的诊断是什么？
- 可能会进行哪些进一步的检查？
- 将如何处理该患者？

157

解析

　　这名女性患者存在抗 U1-RNP 抗体，表现出 RA、SLE、肌炎和硬皮病的综合特征。因此，最可能的诊断是混合性结缔组织病（MCTD）。MCTD 是否仍然是一个真正的疾病临床诊断仍存在争议，许多患者最终可能发展出足够的症状，以满足特定自身免疫疾病的诊断标准。本案例突出呈现了 MCTD 最常见特征表现：

- 关节症状。
- 雷诺现象。
- 指端硬化。
- 近端肌病。

其他常见的问题包括食管运动障碍、浆膜炎和淋巴结病。

　　虽然呼吸系统受累在 MCTD 患者中常见，但往往是无症状的。此患者有双肺基底部吸气性爆裂音，提示间质性肺病。需要进行胸部 X 线检查和高分辨率 CT 扫描来确定间质性肺炎的变化，以及肺功能检查来量化任何限制性缺陷或气体转换减少（扩散能力）。

　　MCTD 的治疗包括针对特定异常情况的对症治疗。联合治疗中每种临床特征的治疗方法与单独治疗一个明确症状的方法相同。例如，治疗雷诺现象的血管扩张剂、治疗关节痛的羟氯喹和治疗肌炎的糖皮质激素。随着时间的推移，MCTD 表现的炎症和严重程度一般会逐渐减少，而肺动脉高压则是疾病死亡的主要原因。

🔑 要点

- 混合性结缔组织病的特点是存在抗 U1-RNP 抗体。
- 这种混合性临床表现最常见的症状是关节痛、雷诺现象、指端硬化和近端肌病。
- 肺动脉高压是最严重的并发症。

病例 64: 膝关节剧痛

病史

一位 56 岁男性因膝关节疼痛、肿胀伴发热 2 天就诊于急诊科。没有外伤史，系统回顾也无特殊。既往病史包括左心室衰竭、高血压和肾功能损害。目前服用的药物有阿司匹林、呋塞米和雷米普利。他一个人住，每天吸 15 支烟，每周喝酒 30 单位（每单位相当于 10ml 酒精）。

检查

患者感到很不舒服。体温 37.1℃，脉搏 110 次 / 分，血压 145/83mmHg。全身检查无异常，但右膝关节皮肤温暖，有积液。被动和主动运动都受到疼痛的限制，负重也有不适。其他关节正常。

🔍 **辅助检查**		
		正常值范围
血红蛋白	15.9g/dl	13.3~17.7g/dl
白细胞计数	11.2×10⁹/L	(3.9~10.6)×10⁹/L
血小板	523×10⁹/L	(150~440)×10⁹/L
红细胞沉降率	24mm/h	<10mm/h
C 反应蛋白	94mg/L	<5mg/L
尿酸	19.8mmol/L	2.5~6.7mmol/L
肌酐	152μmol/L	70~120μmol/L
尿素	278μmol/L	240~400μmol/L

问题

• 最重要的鉴别诊断是什么？最有可能的诊断是什么？
• 选择的进一步检查是什么？

解析

在任何一个有着急性疼痛和关节肿胀的患者中，最重要的诊断需要考虑化脓性关节炎和晶体性关节病。晶体性关节病如痛风比化脓性关节炎更常见。由于该患者没有明显的败血症危险因素，因此最有可能的诊断为痛风。选择的检查方法是迅速抽吸关节液，评估滑液中是否有晶体或细菌（如果检测到细菌，则进行培养以确定病原体及其对抗生素的敏感性）。

晶体性关节病是由尿酸（痛风）或焦磷酸盐（假性痛风）晶体沉淀在滑液中，快速产生炎症反应引起的。典型的临床表现是单关节炎症的离散性发作，通常最初发生在跖趾关节，随后是无症状期；在更严重、长期的病例中，疾病可能会变成多关节受累。痛风的危险因素是尿酸盐排泄不足或生成过量，尿酸盐是 DNA 分解的产物，大量存在于某些食物和酒精中。尿酸盐晶体也可能沉积在皮肤中，形成肿块并伴有疼痛，称为痛风石，或沉积在肾中，引起尿酸性肾病或结石。

！尿酸生成过多和排泄不足的原因	
生成过多	**排泄不足**
过量饮酒	过量饮酒
大量食用肉类和贝类	肾损害
化疗	利尿药
血液系统恶性肿瘤	小剂量阿司匹林
银屑病	

检查显示急性期反应剧烈，通常伴有炎症反应引起的中性粒细胞和血小板增多（这有可能导致与化脓性关节炎的诊断混淆）。急性发作时尿酸水平可能正常，因此尿酸水平相对来说对诊断无益。滑液显微镜检查显示针状晶体，在偏光显微镜下，痛风患者为负双折射、焦磷酸盐疾病患者为正双折射砖状晶体。值得记住的是，晶体可以作为感染的干扰因素；因此，除非诊断明确，否则需要将滑液样本进行培养。在慢性疾病中，X 线片可能显示典型的凿孔样侵蚀和边缘硬化。骨量减少缺乏特异性。焦磷酸盐关节病可能与软骨钙质沉着症的放射学表现有关。

急性发作期的治疗包括抗炎药，如非甾体抗炎药（NSAIDs）、秋水仙碱或激素，这主要取决于患者的合并症。例如，在本病例中，肾脏损害是非甾体抗炎药的相对禁忌证，因此小剂量秋水仙碱或短期口服泼尼松龙可能是合适的。用糖皮质激素和局部麻醉剂注射受累关节也可以快速有效缓解症状，这种治疗方案可以在没有感染性疾病证据的患者中实施。要给予痛风患者生活方式的建议，这可能会对尿酸盐水平产生巨大影响（例如减少酒精和肉类的摄入量），并尽可能停用或改用对尿酸盐代谢没有影响的替代药物。如果患者反复发作，则应开始用别嘌醇等降尿酸疗法进行长期治疗，但其治疗开始可能会导致另一次痛风发作，因此只有在急性发作结束并在抗炎药物的保护下才可以开始降尿酸治疗。焦磷酸盐病没有长期的预防方法。

🔑 要点

- 晶体性关节病是导致关节剧烈疼痛的常见原因（但始终要考虑并排除化脓性关节炎）。
- 痛风可能由利尿药、肾损害和阿司匹林的使用引起，因此是内科学中常见的临床问题。
- 诊断基于滑液中鉴定出尿酸盐结晶，血清尿酸水平可能正常。
- 急性治疗依赖非甾体抗炎药、秋水仙碱或激素。
- 改变生活方式可以防止进一步关节破坏。如果无法改变，则在抗炎治疗的保护下开始应用别嘌醇。

病例 65：反复腹痛伴发热

病史

一名 16 岁土耳其男孩因腹痛和发热在急诊室就诊。右膝关节活动灵活，轻微肿胀。从小类似的症状就反复发作，但通常情况下会更严重，还伴发胸膜炎。有人告诉他"这是遗传病"。症状会自然消失，发作间期完全正常。

检查

这名青少年感觉非常不适，体温 38.8℃，脉搏 110 次／分，血压 115/63mmHg。腹部有明显的压痛，并伴反跳痛；肠鸣音减弱。他的右膝关节皮温略低，有少量积液，压痛明显。其余的检查都正常。

问题

- 什么诊断可以解释反复腹痛、胸膜炎和发热？
- 将如何对该患者做进一步检查？
- 潜在诊断的严重并发症是什么？
- 将如何治疗该患者？

解析

住院部的高级医师决定把这个青少年认定为急腹症转诊给外科。虽然其在外科团队的指导下做出了正确的决定，但鉴于其反复发作的性质和家族史，对诊断持开放态度是值得的。复发性浆膜炎（腹膜炎和胸膜炎）、发热和东地中海起源的病史增加了家族性地中海热（FMF）作为诊断的可能性。

FMF 是一种常染色体隐性遗传的周期性综合征，以周期性发热和炎症为症状，持续 4 天，然后自行缓解。最常见的表现是：

- 发热。
- 腹膜炎。
- 关节炎。
- 胸膜炎。
- 皮疹（丹毒样）。

关节炎是典型的单关节炎，症状往往大于体征，压痛明显，尽管只有轻微的积液和没有明显皮温升高。

该患者仍应进行急腹症的血液检查，包括炎症标志物、淀粉酶和乳酸，并行腹部立位片和胸部 X 线检查。被疑诊为 FMF 的患者应该转诊到专业的医学中心进行基因检测。

FMF 一个令人恐惧的并发症是淀粉样变的进展。淀粉样变是一种由细胞外基质中不溶性蛋白沉积引起的多系统疾病：肾、心和肝组织通常容易受累。原发性淀粉样变（AL）是由免疫球蛋白轻链沉积形成的，单独或在骨髓瘤中发生。继发性或反应性淀粉样变（AA）是由淀粉样蛋白 A 而不是轻链的沉积引起的，可使 FMF 等慢性感染、恶性或炎症病变复杂化。

秋水仙碱是治疗的首选。不仅在减少 FMF 浆膜炎方面非常有效，而且已被证明可将这些患者中肾淀粉样变的发生率减少多达 2/3。

🔑 要点

- 在任何表现为复发性浆膜炎和发热的人群里都应考虑周期性综合征。
- FMF 中关节炎的临床症状通常会比预期出现更大程度的疼痛。

病例 66：手痛和口腔溃疡

病史

一位 27 岁加勒比地区的非裔妇女因长期手部疼痛和口腔溃疡到风湿病门诊就诊。她觉得自己"不太好"很多年了，有各种不适，包括胸痛、偶尔皮疹和脱发。最近去牙买加看望了家人，随后感觉所有的症状都有所加重，特别是皮疹复发了。目前正发作一次典型的中心性胸痛，这种疼痛很剧烈，可以通过向前坐来缓解。

检查

该青年女性感觉不适，呼吸稍急促。脉搏为 115 次 / 分，窦性心律，血压 95/62mmHg，氧饱和度 98%。颈静脉压（JVP）升高 2cm，心音正常，无杂音。胸部检查发现语音共振和呼吸音减弱。

辅助检查		
		正常值范围
血红蛋白	13.2g/dl	13.3~17.7g/dl
白细胞计数	$2.6×10^9$/L	$(3.9~10.6)×10^9$/L
血小板	$98×10^9$/L	$(150~440)×10^9$/L
红细胞沉降率	84mm/h	<10mm/h
C 反应蛋白	20mg/L	<5mg/L
抗核抗体	阳性（1：640）	
抗双链 DNA 抗体	阳性	
抗 Sm 抗体	阳性	

问题

- 选择的进一步的直接检查是什么？为什么？
- 可能的潜在统一诊断是什么？将如何处理该患者？

解析

患者目前的病史和检查结果与心包炎、心包积液（可能心脏压塞）和胸腔积液是相一致的。因此，选择的直接检查是心电图和超声心动图。心包炎的心电图典型表现为广泛的 ST 段抬高，呈马鞍状；心包积液时，波形也可能很小。超声心动图是评估心脏舒张充盈功能和指导心包穿刺的关键。

潜在统一的诊断是系统性红斑狼疮（SLE），是一种多系统受累的自身免疫性疾病，其特征是抗核抗体的生成。系统性红斑狼疮在非裔加勒比人中更为常见，也更为严重，可能会出现多系统受累，累及皮肤、黏膜、浆膜和内脏器官。胃肠功能紊乱和雷诺现象也屡见不鲜。美国风湿病学会设计了分类标准来帮助 SLE 临床试验的招募，这些标准现在经常被用作诊断标准。11 项标准中必须同时满足 4 项，才能诊断为系统性红斑狼疮。目前患者符合其中 6 项标准。

! 美国风湿病学会 SLE 分类标准（1997）	
口腔溃疡	复发或融合
颊部皮疹	横跨面颊和鼻子的"蝶形红斑"，鼻唇沟不累及
盘状红斑	散在分布伴有鳞屑和色素沉着的皮疹
光过敏	日光晒后皮疹加重和病情恶化
关节痛	非侵蚀性，偶尔韧带松弛（Jaccoud 关节病）
浆膜炎	胸膜炎或心包炎
肾脏疾病	蛋白尿或细胞管型
血液病	白细胞减少或淋巴细胞减少，溶血性贫血，血小板减少
神经系统疾病	癫痫或精神病
抗核抗体阳性	超过 99% 的患者阳性
免疫异常	抗 dsDNA 或抗 SM 或抗磷脂抗体阳性

活动性系统性红斑狼疮的血清学指标如下。

- ESR 升高。然而，CRP 通常是正常的，除非像本病例一样有浆膜（即胸膜心包）受累。在没有明确浆膜受累的情况下，狼疮患者 CRP 升高应注意寻找是否有感染。
- 由于免疫复合物消耗，补体 [C3 和（或）C4 计数] 降低。
- 一些患者的双链 DNA 滴度与疾病活动相一致，并且其快速升高可能早于临床发作。

肾脏疾病仍然是狼疮和所有患者最害怕的并发症（包括这个患者），因此应定期检测血压、尿管型和血清肌酐。

狼疮的治疗依赖于疾病活动度。对于大多数患有轻症的患者，简单的措施如避免阳光照射和使用非甾体抗炎药治疗轻度关节痛就足够了。对于中症的患者，羟氯喹、激素和激素助减剂（如甲氨蝶呤或硫唑嘌呤）是合适的；但是那些存在威胁器官功能疾病的患者将需要更强有力的免疫抑制治疗，如环磷酰胺或霉酚酸酯。抗B 细胞单克隆抗体利妥昔单抗也可用于难治性狼疮的治疗。这名患者有明显的浆膜和血液系统受累，因此需要一个疗程的激素治疗以控制疾病，然后才开始使用激素助减剂。如果她的尿沉渣和（或）肌酐显示有肾脏疾病，应考虑肾活检以指导进一步免疫抑制的治疗。

⚷ 要点

- SLE 是一种典型的自身免疫性疾病。
- 抗核抗体敏感但无特异性：筛查结果为阴性是可以帮助打消疑虑。
- 由于肾脏受累是很严重的并发症，所有狼疮患者都应该检查血压和肾功能，同时检查是否有血尿。

病例 67：手部疼痛、呼吸困难

病史

一名 36 岁的妇女因双手冰冷疼痛，用力时呼吸急促被转诊至全科医师处。过去 6 周，她注意到双手及手指经历了变蓝、变白，最后变红的颜色变化，并在发作时感到疼痛，尤其是在寒冷的天气里。此外，手指上的皮肤感觉紧绷，降低了握拳的能力。与此同时，呼吸急促和运动耐量下降的症状也隐匿出现，但无咳嗽或感染症状。没有呼吸道疾病的病史或风险因素。

检查

该患者从候诊室走到诊所即感呼吸困难。氧饱和度最初是 92%，休息后增加到 99%。无呼吸道疾病所致的外周红斑。手指和手上的皮肤紧绷，但完好无损，没有溃疡或血管炎。增厚的皮肤延伸到肘部以外，张口受限。颈静脉搏动增加，伴胸骨旁起伏及响亮的第二心音，但没有周围水肿。呼吸系统查体中，可闻及双侧肺底部吸气中晚期爆裂音。

问题

* 导致该患者呼吸困难和心肺检查结果的原因是什么？
* 潜在的诊断是什么？
* 可能的并发症有哪些？
* 该患者下一步需要做哪些检查及治疗？

解析

该妇女具有间质性肺病的临床特征（进行性呼吸困难、运动时氧饱和度下降和典型的爆裂音），并因此发展成右心衰竭（JVP 升高、右心室肥大和 P_2 亢进）。手部颜色变化很好地描述了雷诺现象：由于潜在的结缔组织疾病，间歇性血管痉挛可能是原发性的（特发性的）或继发性的。雷诺现象、皮肤紧绷和间质性肺病的组合强烈提示该病例硬皮病作为潜在诊断。

硬皮病是一种罕见的疾病，其特征是皮肤不同程度的增厚，内脏纤维化，并根据疾病的程度进行分类。

局限性硬皮病仅限于皮肤，没有内部器官受累的证据。局限性表现为孤立的纤维化斑块（局限性硬皮病）或受影响皮肤的条状带（线性硬皮病，在面部出现时也称为"硬皮病"）。

系统性硬化症分为弥漫型和局限型。

- 弥漫性系统性硬化症的特征是纤维化波及到肘部或膝关节附近。这些患者很可能出现新发的雷诺现象，并且更有可能出现心肺、肾脏或胃肠道并发症。典型的检验指标有抗拓扑异构酶 -1（抗 Scl-70）抗体。
- 局限性系统性硬化导致远端纤维性皮肤病。相关的雷诺现象往往是长期存在的，这些患者更有可能发展成毛细血管扩张症、钙质沉着症和肺动脉高压。特征抗体谱是抗着丝点抗体阳性。

!	**硬皮病的潜在全身受累**
血管舒缩	雷诺现象
皮肤	增厚、毛细血管扩张、钙化、微破口
肌肉骨骼	肌腱摩擦损伤、肌病、骨溶解、关节痛（但罕见侵蚀性关节炎）
胃肠道	食管运动障碍、蠕动减弱和细菌过度繁殖
心血管	肺动脉高压
呼吸系统	间质性肺病
肾脏	肾高血压危象、微血管病变性溶血

虽然该患者几乎肯定患有弥漫性系统性硬化症,但诊断应通过抗体筛查(ANA、抗 Scl-70 和抗着丝点抗体)进行血清学确认。内脏器官受累的程度应通过检查肾功能和对呼吸系统进行全面评估来确定。合适的检查包括对胸部进行 X 线和高分辨率 CT 扫描，以及评估肺容量和气体交换的肺功能检查。超声心动图将明确肺动脉高压和右心衰竭是否存在和严重程度。

　　系统性硬化症没有特异性的治疗方法。雷诺现象是通过保暖和使用血管扩张剂如硝苯地平来控制的。间质性肺病对激素或环磷酰胺反应良好。右心衰竭用利尿药治疗。预防性使用血管紧张素转化酶抑制剂可以降低发生肾危象的风险。

⚷ 要点
• 硬皮病的特征是皮肤增厚和不同程度的内部器官受累。 • 局限性疾病不一定是良性的，因为很大一部分会发展成肺病。

病例 68：老年妇女持续性溃疡

病史

一位 78 岁妇女因腿部溃疡被转诊至风湿科。她已经接受了数月的针对静脉溃疡的压迫包扎治疗，但未见明显好转，最近复查发现少量可触及的散在紫癜、升高的红细胞沉降率和类风湿因子。

检查

这位妇女的足和足趾处有可触性紫癜，左小腿和右第一跖趾关节处有浅层疼痛性溃疡。溃疡边缘有穿孔，但是没有聚集，底部干净且没有感染的迹象。没有滑膜炎的临床证据，同时其他检查均正常。

辅助检查		
		正常值范围
血红蛋白	14.9g/dl	13.3~17.7g/dl
白细胞计数	7.4×10^9/L	$(3.9 \sim 10.6) \times 10^9$/L
血小板	435×10^9/L	$(150 \sim 440) \times 10^9$/L
红细胞沉降率	104mm/h	<10mm/h
类风湿因子	985U/ml	<11U/ml
C3	41mg/dl	65~190mg/dl
C4	8mg/dl	14~40mg/dl

问题

- 诊断是什么？
- 潜在的并发症是什么？
- 如何安排进一步的检查和处理？

解析

可触性紫癜可见于脑膜炎球菌败血症和血小板减少性紫癜，但血管炎是引起可触性紫癜最常见的疾病。尽管所有的小血管炎、中血管炎都可以导致紫癜，最常见的还是过敏性紫癜、白细胞破碎性血管炎和冷球蛋白血症这 3 种疾病。

冷球蛋白指在寒冷时沉淀的免疫球蛋白或免疫球蛋白复合物。一些冷球蛋白伴有类风湿因子活动，如本例在没有类风湿关节炎的情况下出现了高滴度类风湿因子。在免疫复合物形成过程中补体被消耗，导致了血清 C3 和 C4 下降。

冷球蛋白血症可以单独存在，也可以合并存在。

- 单一（25%）型的，也称之为Ⅰ型，可以是原发性或特发性，但是常与骨髓瘤、淋巴瘤或是华氏巨球蛋白血症相关联。
- 混合型（75%）进一步分为单克隆混合型（Ⅱ型）和多克隆混合型（Ⅲ型），这两种类型都可能与自身 IgG 形成复合物（如伴有类风湿因子活动）。虽然混合型巨球蛋白血症可能是必需的，Ⅱ型常和骨髓瘤、淋巴瘤、干燥综合征及感染相关（特别是丙型病毒性肝炎）。Ⅲ型通常与自身免疫性炎症性疾病有关（特别是类风湿关节炎和系统性红斑狼疮）。

冷球蛋白血症典型并发症是皮肤可触性紫癜、瘀点、远端溃疡／坏死及常见的网状青斑。其他常见的症状有雷诺现象、关节炎、周围神经病变及肾脏病变。因为肾脏受累是最早的预兆，该患者应该检查肾功能、测量血压，同时进行尿检，明确是否有蛋白尿或血尿。肝脏疾病高达 70% 是因为丙型肝炎病毒感染及Ⅱ型冷球蛋白血症，所以对于怀疑小、中血管炎的患者都应该进行丙型病毒性肝炎血清检查。

冷球蛋白水平本身具有诊断意义，但是测量冷球蛋白的技术是个挑战，因为当血液冷却到 37℃ 以下时大量的冷球蛋白会丢失。要么在进行检测的部门抽血，要么就先进行血液培养，然后转移到实验室。

冷球蛋白血症的治疗取决于疾病的严重程度和与丙型肝炎的关系。如果没有病毒性肝炎的证据，治疗内容包括避免寒冷，非甾体抗炎药和羟氯喹，如有必要可升级使用糖皮质激素和硫唑嘌呤等激素助减剂。细胞毒性治疗（环磷酰胺）或是血浆置换可用于有器官病变或是生命危险患者。对于患有肝炎疾病的患者，可以选择干扰素-α 联合或是不联合抗病毒的利巴韦林；如果血管炎很严重，可联合使用免疫抑制剂。

🔑 要点

- 冷球蛋白指能在寒冷时沉淀的免疫球蛋白（或是复合物）。
- 患者伴有可触性紫癜和皮肤溃疡时需要考虑冷球蛋白。
- 最常见的混合形式伴有类风湿因子活化，会产生高滴度类风湿因子。
- 检测冷球蛋白需要样品在 37℃ 的温度到达实验室。

病例 69：咽痛、膝关节痛和面部不自主运动

病史

一位 16 岁男孩因为面部不自主运动被转诊至医学团队。既往体健，直到就诊前 8 周，出现咽痛和发热，并伴有多个大关节的疼痛和肿胀。症状从膝关节开始，逐渐波及到踝关节，最后到肘关节，对布洛芬只有部分反应。然而，他在 3 周内就完全康复了。在过去的 24 小时里他父母发现他情绪不稳定，无意识地进行快速和无目的的动作，尤其是在他面部。他否认乏力或感觉丧失。

检查

这名青少年一般情况良好，没有发热。短暂不协调的脸部运动与舞蹈症相符。皮肤、指甲和黏膜都正常。心血管检查示二尖瓣区有摩擦音和全收缩期杂音。呼吸道和腹部检查正常。左肘部有冷性积液。

问题

- 可能的诊断是什么？
- 还要进行哪些检查？
- 可选择的治疗有什么？

解析

年轻人咽痛伴发热、游走性多关节病变、舞蹈症和心脏炎高度提示风湿热。这种系统性结缔组织病通常发生在 A 组链球菌初始感染后的 3~10 周，舞蹈症通常是晚期表现。

诊断依据 Duckett Jones 标准：两个主要标准或是一个主要加两个次要标准，加上前期 A 组链球菌感染的证据，如抗链球菌抗体滴度升高（见下框）。

! Duckett Jones 标准（1944）

主要标准

全心炎	心内膜炎（最常见二尖瓣和主动脉瓣）
	心肌炎（心脏衰竭和传导缺陷）
	心包炎
多关节炎	迁移性大关节病
（Sydenham）舞蹈症	可能与情绪不稳有关
环状红斑	躯干和四肢内侧有环形红斑
皮下结节	固定、无痛、可迅速缓解

次要标准

关节痛

发热

红细胞沉降率／C 反应蛋白升高

PR 间期延长

既往风湿热病史

与风湿热相关的关节炎主要是大关节（膝关节、踝关节、肘关节和腕关节），发生在 75% 的患者中。关节炎较为温和，没有侵蚀性，而且具有自限性，2~4 周能缓解。

选择的检查从超声心动图开始，评估瓣膜功能不全及确认是否有心包积液。特殊的抗体 ASO（抗链球菌素）检查能帮助明确诊断风湿热，发现 80% 风湿热患者伴有 ASO 滴度升高（>200U），尽管 ASO 滴度升高在其他疾病比如风湿性疾病中也会发现升高。其他还有风湿热非特异性表现，比如急性期反应物升高（ESR／CRP）、正细胞性贫血、中性粒细胞增多和低蛋白血症。

治疗用青霉素（对于青霉素过敏的患者可以用红霉素）；疾病的炎症部分可以使用水杨酸类药物治疗；或是在病情严重情况下可以使用糖皮质激素。确诊有风湿热史的患者一生都有再次链球菌感染后疾病复发的风险，应接受二级预防，即连续使用青霉素 5 年或至 21 岁（以时间较长者为准）。

🔑 **要点**

- 风湿热可出现在链球菌感染后。
- 主要症状为关节炎、心炎、皮疹和舞蹈症（晚期症状）。
- 治疗首选青霉素。出现炎症症状时可能需要使用糖皮质激素。

病例 70：结节状皮疹和膝关节肿胀

病史

一位 24 岁女性因为胫前皮疹和膝关节间断性肿胀被全科医师转诊。无相关病史。无吸烟史，每周饮酒 8 个单位（每单位相当于 10ml 酒精）。除了在健康食品超市柜台购买的维生素片，没有使用其他药物。她的母亲是 2 型糖尿病患者，患者职业是一名老师。

检查

这位年轻女性胫前皮损隆起伴压痛。病变时间长短和大小都不一样，5～20mm 不等，在消退之前会经历瘀青阶段。没有其他部位皮肤异常。尽管她说膝关节过去也肿胀过，但是目前并没有炎性关节病的证据。

问题

- 皮疹是什么？
- 合适的处理办法是什么？

解析

本病例描述的皮疹是典型的结节性红斑。最常见的在胫骨部位，偶尔也会出现在手臂或大腿。常见引起结节性红斑的疾病如下：

- 妊娠。
- 炎症性肠病。
- 结节病。
- 结核。
- 链球菌感染。
- 药物（磺胺类、青霉素、口服避孕药）。
- 白塞病。
- 风湿热。
- 特发性。

通过寻找他们相关联的症状，在病史中应该重视或是排除这些最常见的情况。在系统回顾里直接关联的问题有：妊娠或是避孕药使用情况；发热、咽痛、咳嗽或是气急；腹泻或腹痛；关节病的存在和类型。必须掌握患者详细的用药史。

轻度特发性结节性红斑（如本例）无须特殊处理。如果皮疹很麻烦，非甾体抗炎药治疗有效，如果严重的话，可以使用糖皮质激素治疗。任何潜在的疾病都是独立于皮疹进行治疗的。

要点

- 结节性红斑的皮疹是胫前隆起的痛性结节，常有如瘀青的褪色过程。
- 常不需要特殊治疗。筛选问题应该旨在排除相关联的潜在情况。

病例 71：皮疹和踝关节肿胀

病史

28 岁年轻女性，3 天前出现面部皮疹和踝关节肿胀。之前从来没有过皮疹，也没有更换过面霜或是暴露于易导致过敏的环境。脚踝的肿胀与皮疹的发展相吻合。起初，患者脚踝周围有轻微的"袜痕"，但现在肿胀更加明显，已经蔓延到膝关节。无其他不适，也没有服药。

检查

这位年轻女性鼻梁和脸颊上有斑丘疹，没有累及鼻唇沟。下肢凹陷性水肿，蔓延至膝关节以上。血压 154/90mmHg，余检查正常。

辅助检查

		正常值范围
血红蛋白	14.2g/dl	13.3～17.7g/dl
白细胞计数	$3.6 \times 10^9/L$	$(3.9 \sim 10.6) \times 10^9/L$
血小板	$367 \times 10^9/L$	$(150 \sim 440) \times 10^9/L$
红细胞沉降率	76mm/h	<10mm/h
C 反应蛋白	<5mg/L	<5mg/L
尿素	15.2mmol/L	2.5～6.7mmol/L
肌酐	168μmol/L	70～120μmol/L
白蛋白	27g/L	35～50g/L
抗核抗体	1：640	
抗双链 DNA	阳性	
补体 C3	52mg/dl	65～190mg/dl
补体 C4	6mg/dl	14～40mg/dl
尿试纸	隐血 +++，蛋白 +++	

问题

- 可能的诊断是什么？
- 接下来针对这位患者怎么进行进一步检查和处理？

解析

这个患者是狼疮性肾炎，需要紧急转诊至肾脏科进行肾脏活检及免疫抑制剂治疗。狼疮的诊断是由以下综合因素决定的：

- 典型面颊皮疹。
- 白细胞减少。
- 抗核抗体阳性。
- 抗双链 DNA 抗体阳性。
- 肾脏疾病（尿素氮和肌酐升高、蛋白尿和血尿、高血压）。

肾脏活检可以指导诊断，同时可以协助判断预后。狼疮因为免疫复合物沉积损害肾脏，此过程会消耗补体，因此患者补体水平下降。可以通过免疫荧光检查观察肾小球组织。此外，活检可明确有多少病变处于急性期（可逆的）、多少损害是慢性的及不可逆损害。

狼疮性肾炎治疗包括用血管紧张素转化酶抑制剂严格控制血压及强有力的免疫抑制剂。所有患者都应该接受高剂量的激素（高达 1mg/kg）及环磷酰胺或是霉酚酸酯治疗。此患者这两种药都有效；但是，因患者处于生育年龄，环磷酰胺对生育有不良影响，霉酚酸酯可能是更好的选择。如果治疗效果不好，可行抗 B 细胞治疗或是血浆置换替代治疗。

🔑 要点

- SLE 最可怕的合并症是肾脏疾病。
- 肾脏活检用于指导治疗和判断预后。
- 大多数患者需要使用免疫抑制剂。
- 环磷酰胺会导致不育，对于有生育需求的患者需要特别讨论这个副作用。

病例 72：喘不过气的类风湿患者

病史

一位 46 岁类风湿关节炎患者在风湿免疫科进行紧急复查。他的关节病依靠每周口服甲氨蝶呤 20mg 得到很好的控制。过去的几周里，他逐渐变得气急，运动耐力也明显下降。干咳无痰，尽管他否认感染症状，但是他回忆说，在发病初期有发热。不吸烟且没有相关职业病史。

检查

该男子休息时轻度呼吸短促（每分钟 18 次）。没有发热。在室内环境条件下氧饱和度为 98%，运动时迅速降至 88%。双肺都可闻及呼吸音，吸气末能闻及细小的爆裂音。图 72.1 所示为胸部 X 线片。

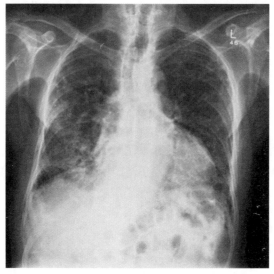

图 72.1

问题

- 鉴别诊断是什么？
- 需要完善的其他检查有什么？

解析

> **! 风湿病患者气急的鉴别诊断**
>
> - 类风湿肺病：间质性肺病，一般是非特异性间质性肺炎
> - 引起变应性肺泡炎的药物反应：甲氨蝶呤的经典报道
> - 合并感染：细菌性或是肺孢子虫肺炎，尤其在使用免疫抑制剂和激素的患者之中
> - 胸腔积液：高 LDH 和低葡萄糖渗出物
> - 闭塞性细支气管炎

胸部 X 线显示广泛病变但以双基底部间质阴影为主。对这位特殊患者的进一步检查着重于鉴别区分间质性肺部疾病、甲氨蝶呤肺和并发感染。因为患者没有发热、咳痰及实变体征不考虑支气管肺炎，但是肺孢子虫性肺炎可以出现这种情况。

依据简单的检查，全血细胞计数可能非常有用。在间质性肺病中全血细胞计数正常，但是在感染时白细胞计数可以升高，与甲氨蝶呤相关的会出现嗜酸性粒细胞增多。在细菌感染时 C 反应蛋白会非常高（尽管要确保活动性炎症性关节疾病不是导致这种情况的原因）。在这种情况下特殊检查很有帮助：肺功能检查和高分辨率胸部 CT 检查是首选。

甲氨蝶呤肺是一种异质性反应（如可以在用药后的任何时间发生）多发生在治疗的前 2~3 年。大多数病例停药就可以解决，而偶尔短疗程口服激素能加速解决问题。关于这种反应在再次使用时是否会复发的数据非常少，但是大多数风湿病学家不愿意再次使用这种药物，即使是低剂量的情况下。类风湿肺病较难治疗，并可能迅速进展（Hamman-Rich 综合征）。放射学证据显示炎症表现为磨玻璃样，而不是明确的纤维化时，适合使用激素和环磷酰胺治疗。这些患者应与具有间质性肺疾病专业知识的呼吸科讨论治疗方案。

> **⚷ 要点**
>
> - 气急是风湿病患者常见的临床症状。
> - 关键的鉴别诊断有类风湿肺病、感染性或药物反应性（肺泡炎）。
> - 与呼吸科的密切联系非常重要。

病例 73：胸膜炎性疼痛

病史

38 岁女性因急性胸膜炎性胸痛和气急在急诊就诊。否认咳嗽、感染症状或是静脉血栓相关风险因素。其他方面无异常。有系统性红斑狼疮病史，目前处于病情缓解期，同时有一次中期妊娠流产史。

检查

该患者明显不适且在休息时气短，呼吸 16 次 / 分，脉搏 96 次 / 分，窦性心律，血压 115/68mmHg，在室内血氧饱和度 90%。无发热。余检查均正常。胸片见图 73.1。

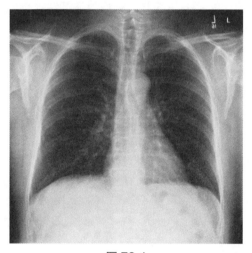

图 73.1

辅助检查		
		正常值范围
血红蛋白	14.9g/dl	13.3~17.7g/dl
白细胞计数	$5.6 \times 10^9/L$	$(3.9~10.6) \times 10^9/L$
血小板	$98 \times 10^9/L$	$(150~440) \times 10^9/L$

问题

- 引起患者胸痛和气急的可能原因是什么？
- 诊断性检查是什么？
- 与狼疮病史相关吗？

解析

该患者目前可能的诊断是肺栓塞（PE）。突发胸膜炎性胸痛和气短病史是肺栓塞的特征，而常规呼吸道检查、胸部 X 线片及气短是高度支持的。虽然大血栓患者心电图可能显示右心劳损，但最常见的是窦性心动过速（或老年人新发心房颤动）。CT- 肺血管造影检查可诊断 PE，患者应抗凝处理并期待一个积极的结果。狼疮病史与此密切相关，再加上先前的妊娠失败和轻度血小板减少症状，增加了抗磷脂综合征的可能性。

抗磷脂综合征表现为一种高凝状态，在狼疮抗凝物或抗心磷脂抗体（均为磷脂相关蛋白）存在时，反复发作动静脉血栓和（或）妊娠时发病。"狼疮抗凝物"这一术语在促血栓形成情况下很容易让人困惑，但在体外测试时是通过过量的磷脂延长凝血，而不是增加凝血因子。虽然抗磷脂综合征最初见于狼疮，但它的发生与疾病活动度无关，而且它可能发生在没有临床或血清学证据的狼疮患者中。

抗磷脂综合征中最常见的动静脉血栓事件是深静脉血栓和肺栓塞（如本例），循环系统的任何部位都有可能累及，动脉事件如心肌梗死和卒中会导致很高的死亡率。胎盘循环不良被认为是妊娠时发病率高的原因，典型的临床表现是反复出现的妊娠早期和中期流产和较高的先兆子痫发生率。Sapporo 抗磷脂综合征诊断标准需要满足一项临床和一项实验室标准，实验室标准需要测量两次，且相隔至少 6 周。

! Sapporro 抗磷脂综合征诊断标准

临床标准	实验室标准
动脉或静脉血栓	抗心磷脂抗体
产科损失：	狼疮抗凝物
妊娠 10 周前 3 次或以上流产	
妊娠 10 周后 1 次或以上流产	
因先兆子痫而早产 1 次或以上（<34 周）	

其他临床症状可包括：

- 心脏瓣膜病（多达 1/3 的患者有二尖瓣脱垂）。
- 网状青斑。
- 轻度慢性血小板减少症。
- 神经性疾病如舞蹈症或横向脊髓炎。

抗磷脂综合征的处理是终身用华法林抗凝，通常目标是让 INR 维持在 2.0～3.0。应该建议所有患者停止吸烟。应特别注意动脉粥样硬化疾病的初级预防和积极控制血压、血脂及糖尿病。抗磷脂综合征女性患者忌服含雌激素的避孕药和激素替代疗法。华法林致畸是妊娠期抗凝的一项挑战，所以必须在妊娠前 6 周停药。然而，在产科专科护理和低剂量阿司匹林和低分子肝素联合治疗下，妊娠成功率显著提高。

> 🔑 **要点**
>
> - 抗磷脂综合征可以独立于系统性红斑狼疮。
> - 反复流产是一个常见的临床表现。
> - 诊断性检查指标有抗心磷脂抗体和抗磷脂抗体。

病例 74：发热、皮疹和关节痛

病史

28 岁男性因不明原因发热入住传染科病房。10 周前开始他一直不太舒服，关节痛、肌肉痛和体重减轻。期间他有反复发热，偶尔体温很高（>40℃），多个疗程的抗生素治疗后均无效。值得注意的是，发热高峰一天仅 1～2 次，通常在早晨或是傍晚，在发热发作间期体温正常时，他感觉良好。此外，他注意到躯干上有淡淡的皮疹，在发热时最明显。在生病期间伴有很多关节疼痛及僵硬，目前膝关节、腕关节和手的小关节受到了非常严重的影响。

检查

这位年轻男性明显不适，但没有发热。腹部有非常淡淡的浅红色皮疹，颈部和腋窝淋巴结肿大。心肺检查未见明显异常。肋下可触及约两指宽的肝脏增大，但未触摸到脾。肌肉骨骼检查发现手关节和腕关节有广泛的滑膜炎，同时左膝关节有积液。

🔍 辅助检查

		正常值范围
血红蛋白	10.2g/dl	13.3～17.7g/dl
平均红细胞容积	85fl	80～99fl
白细胞计数	22.3×10⁹/L	(3.9～10.6)×10⁹/L
血小板	642×10⁹/L	(150～440)×10⁹/L
红细胞沉降率	95mm/h	<10mm/h
C 反应蛋白	>160mg/L	<5mg/L
抗核因子	阴性	
类风湿因子	阴性	
血培养（3 份）	5 天后未见微生物生长	

问题

- 鉴别诊断是什么？
- 最可能的诊断是什么？
- 哪些血液检验有助于诊断？
- 选择的治疗是什么？

解析

在这种情况下鉴别诊断非常多。许多特征是相对非特异性的，血液检验显示明显的系统性炎症，且是在没有明确微生物感染和血清学阳性的情况下。诊断需要考虑以下情况：

- 感染。
- 淋巴瘤。
- 白血病。
- 结节病。
- 心内膜炎。
- 风湿热。

然而，表现为每日摆动式而非持续性的发热，伴刺痛和逐渐消退的皮疹，这是成年人斯蒂尔病的特征——一种血清学阴性的系统性炎症性慢性多关节病。

成人斯蒂尔病最典型的特点是：

- 关节痛 +/- 关节炎。
- 特征性发热。
- 肌痛。
- 皮疹。
- 体重减轻。
- 淋巴结肿大病。
- 肝脾大。
- 腹痛。
- 浆膜炎（胸膜心包炎）。

成年人斯蒂尔病没有诊断性检查，常诊断被延误就是因为患者多次检查均阴性。然而，铁蛋白显著升高（常 >100mg/dl）高度提示该诊断，在这种情况下铁蛋白肯定是一种选择。

治疗选择糖皮质激素，使用的剂量依据患者病情的严重性增加。许多患者（包括这种情况）需要初始每天 60mg 控制病情，然后再加入甲氨蝶呤等激素助减剂协助逐渐减停激素。

一般来说，成年人斯蒂尔病分为 3 种类型：自限型、间歇发作型和慢性关节炎型。整体 5 年存活率为 90%~95%。

🔑 **要点**

- 病因不明的发热病例需要考虑炎性疾病。
- 频繁的皮疹是成年人斯蒂尔病的特征。
- 成年人斯蒂尔病血清铁蛋白明显升高。

病例 75: 肩部和臀部疼痛伴僵硬

病史

一位 72 岁老年女性告诉全科医师,她的肩部和臀部已疼痛伴僵硬几周。疼痛起病隐匿,逐渐加重;两侧对称性的肩部和颈部不适。尽管她否认乏力,但疼痛限制日常活动并经常让她从睡眠中醒来。这种僵硬在早上会持续数小时。除此之外无异常,没有特殊病史。

检查

这位老年女性明显不适,她从椅子移动到检查的沙发都很困难。她的颈部、肩部和骨盆带都存在压痛。没有滑膜炎的证据,关节周围疼痛(非关节痛)导致活动全面受限。

🔍 辅助检查		
		正常值范围
血红蛋白	14.2g/dl	13.3~17.7g/dl
白细胞计数	9.3×10^9/L	$(3.9 \sim 10.6) \times 10^9$/L
血小板	242×10^9/L	$(150 \sim 440) \times 10^9$/L
红细胞沉降率	45mm/h	<10mm/h
C 反应蛋白	69mg/L	<5mg/L

问题

- 最可能的诊断是什么?
- 鉴别诊断是什么?筛查有哪些?
- 最重要的并发症是什么?

解析

最可能的诊断是风湿性多肌痛（PMR），这是一种影响老年人的系统性炎症综合征，表现为对称的肩部和臀部疼痛和僵硬。尽管不是真正的肌无力，但是僵硬很严重，限制活动。尽管 PMR 引起的明显体质紊乱让患者可出现不适，且伴有近期体重减轻的证据，但体格检查基本无明显异常。受累部位弥漫性压痛，因疼痛而使活动受到限制。滑膜炎已有报道，但是在排除其他诊断之前，必须注意不要将关节炎归因于 PMR。例如，相当一分部 RA 患者可能出现多肌痛发作。

PMR 急性期反应物（典型的红细胞沉降率）升高，在少数情况下可为正常。PMR 是临床诊断，需要进一步检查的是"筛选检查"，用于排除其他诊断。

！ 风湿性多肌痛的鉴别诊断	
类风湿关节炎	小关节关节病 - 大部分 RF 或 ACPA 阳性
感染	发热或局部症状和体征，血培养可以阳性
恶性肿瘤	非典型表现，病史或检查提示的特征，对治疗反应差，依靠病史和查体指导的检查
多肌炎	肌无力，肌酶升高，常规肌电图或磁共振检查
纤维肌痛	触痛点和红细胞沉降率、C 反应蛋白正常
甲状腺功能减退	甲状腺疾病的红斑，促甲状腺素升高，红细胞沉降率和 C 反应蛋白正常
抑郁症	查体正常，红细胞沉降率和 C 反应蛋白正常

PMR 的治疗方法是低剂量皮质激素。泼尼松每天 15mg 就足够了，但可能需要根据体重增加。很多医师认为对低剂量泼尼松反应良好的几乎就可以诊断PMR，所以如果患者症状没有迅速改善，需要重新评估初期诊断。大多数患者会在 18 个月或 2 年内成功停用激素，如果减少剂量比较困难，激素助减剂甲氨蝶呤可能是有益的。所有患者都应在使用糖皮质激素的同时接受骨保护治疗。

PMR 最重要的并发症是颞（巨细胞）动脉炎，这是一种大血管炎，如果不治疗，可能导致失明。任何有 PMR 病史的患者都应该考虑这一点，并要求询问任何有关头痛、头皮压痛或是视觉障碍的病史。颞动脉炎的诊断很困难。它的诊断是基于临床图像、急性期反应物升高和颞动脉活检的组织学特征。

🔑 要点

- 风湿性多肌痛是一种常见疾病，低剂量糖皮质激素治疗后反应迅速。
- 最主要的并发症是颞（巨细胞）动脉炎，可能导致失明。

病例 76：耳鼻疼痛

病史

一位 50 岁男性向他的全科医师述说他的耳朵痛，鼻梁处压痛并且开始塌陷。在每次发作时，感觉耳朵肿胀，"像火烧一样"，触之很烫；感觉鼻梁胀痛，偶尔还会流鼻血。在这次发作中，耳朵和鼻梁开始感到松软。除此之外无异常，既往没有任何特殊的病史。

检查

两侧耳朵触痛伴皮温升高，伴有宽松的肿胀和颜色变紫。耳垂完好无损。鼻梁塌陷导致鞍鼻畸形。右眼巩膜充血，双手不对称性多关节炎。其他检查均正常。

🔍 辅助检查		
		正常值范围
血红蛋白	15.2g/dl	13.3～17.7g/dl
白细胞计数	9.1×10^9/L	$(3.9～10.6) \times 10^9$/L
血小板	545×10^9/L	$(150～440) \times 10^9$/L
红细胞沉降率	47mm/h	<10mm/h
C 反应蛋白	68mg/L	<5mg/L
免疫球蛋白	多克隆高丙种球蛋白血症	

问题

- 鞍鼻畸形的鉴别诊断是什么？
- 这种情况下的诊断是什么，以及可能存在的其他相关症状有哪些？
- 该如何处理该患者？

解析

鼻中隔塌陷和鞍鼻畸形的鉴别诊断如下：

- 复发性多软骨炎。
- 韦格纳肉芽肿。
- 先天性梅毒。

本例耳廓疾病仅限于软骨，耳垂未受损。这样有效地排除了蜂窝织炎，这种多灶性软骨病变最可能的原因就是复发性多软骨炎。复发性多软骨炎的组织学特征是炎症浸润和后期软骨纤维化。任何部位的任何软骨都有发病风险，下方框显示了临床相关疾病的典型部位。

!　复发性多软骨炎的临床特点	
耳病	炎症疼痛的侵袭
	发展为"菜花耳"
鼻腔炎	鼻塞的痛苦
	鼻出血
	鼻中隔塌陷
关节炎	一般寡 - 多关节炎
	没有侵蚀性
眼部疾病	巩膜外层炎
	结膜炎
	葡萄膜炎
呼吸道	喉咙触痛
	声音沙哑
	喘鸣
	气管狭窄
前庭的声频	传导性听力损失
	耳鸣
	眩晕
心血管	主动脉根部扩张
并发症	系统性血管炎
	肾小球肾炎
	系统性红斑狼疮
	类风湿关节炎和其他风湿性疾病
	脊髓发育不良

　　复发性多软骨炎是临床诊断，没有诊断学检查——本案例的检查结果就说明这一问题。在一些患者中，红细胞沉降率可以作为疾病活动度的预测指标。

　　复发性多软骨炎的治疗以糖皮质激素为主，其剂量（20~60mg/d）取决于脏器受累的严重程度和主要结构受累的风险。大多数患者需要一个长期的激素治疗，所以需要早期考虑激素助减剂的使用，骨保护治疗是必需的。由于致畸作用是持续的，外科手术重建塌陷结构是不可取的。

⚷ 要点

- 复发性多软骨炎是耳痛的原因之一，其特征性表现是耳垂不受累，有别于蜂窝织炎。
- 任何软骨都有可能受影响。

病例 77：乏力和皮疹

病史

一名 72 岁老年女性因肌无力和疼痛被医疗团队收治。她的症状在几周前就开始但并不明显，现在她发现病情加重，以至于爬楼梯或是手臂举过头顶都很困难。精细运动和握力不受影响。她也注意到手背有鳞状皮疹，手掌变得开裂和难看。除此之外无异常，没有特殊病史。系统回顾无特别。否认体重减轻，并已经注意到她的腹部轻微肿胀。

检查

这位老年女性表现为近端肌无力，肩和臀部的肌力评级 2~3 级（正常 5 级），没有神经系统症状。眼底呈淡紫色，手指背面有鳞状皮疹，掌指关节上有丘疹。手掌开裂，指甲床粗糙，指甲皱襞毛细血管襻扩张。心肺检查未见明显异常。腹部查体触及无压痛的盆腔肿块和少量腹水。

🔍 辅助检查		
		正常值范围
血红蛋白	14.2g/dl	13.3~17.7g/dl
白细胞计数	8.2×10^9/L	$(3.9~10.6) \times 10^9$/L
血小板	342×10^9/L	$(150~440) \times 10^9$/L
肌酸激酶	3542U/L	25~195U/L
红细胞沉降率	45mm/h	<10mm/h
抗核抗体	阳性 1：640	

问题

- 该患者肌无力的鉴别诊断有哪些？
- 该病例的诊断是什么？
- 针对该患者如何进一步检查和处理？

解析

这位老年女性有明显的近端肌病，隐匿起病，典型力量丧失，影响肩部和腰部的大肌肉群。鉴别诊断很广泛。

❗ 近端肌无力的鉴别诊断	
炎症性疾病	多肌炎和皮肌炎
	包涵体肌炎
药物诱导肌病	他汀类药物、秋水仙碱、酒精
神经肌肉疾病	肌营养不良
	神经肌肉接头疾病（如重症肌无力）
内分泌疾病	甲状腺功能减退、甲状腺功能亢进
	库欣综合征和 Addison 病
	肢端肥大症
代谢性疾病	糖原贮积病
	吸收不良和维生素 D 缺乏
	电解质紊乱（钙、钾）
风湿性疾病	风湿性多肌痛，纤维肌痛

然而，本病例有近端肌病和皮疹，提示皮肌炎。这是自身免疫性炎症性肌炎，肌酸激酶、ESR 和 ANA 的升高有助于该诊断。她脸上、手（指关节上的病变称为 Gottron 丘疹）和手掌（所谓的技工手）上的皮疹也很典型。

炎症性肌病的金标准：

- 肌电图检查提示肌病（非神经病变）电位。
- 肌肉活检显示慢性炎症浸润和肌肉坏死（NB 包涵体肌炎的活检特征性表现为带有 β 淀粉样蛋白的红边空泡）。

磁共振（T_2 加权和 STIR 检查脂肪抑制像）检查可以显示水肿和炎症，这有利于划分活检区域，从而提高诊断率。临床综合征的进一步特征来自肌炎特异性抗体。例如，具有 Jo-1 抗体的患者发展为肺部炎症的风险更高。

有一定比例的炎症性肌病患者（高达 15%）在诊断时或是诊断后不久存在潜在的恶性肿瘤。因此，患者应该有完整的病史回顾和检查（包括乳房、骨盆和前列腺），专门寻找隐匿部位的恶性肿瘤；筛查检查的层级很难划定，但是胸部 X 线和乳房 X 线是最基本的检查。该患者有提示盆腔恶性肿瘤的迹象比如卵巢癌，应该立即行骨盆和腹部 CT 检查。

炎症性肌病常对激素有反应，初始需要高剂量（高达 1mg/kg）来控制病情，然后再尝试缓慢停药。可能需要 2～3 年才能停用，在很多情况下需要使用激素助减剂如甲氨蝶呤或硫唑嘌呤。所有患者也需要接受骨保护治疗，补充维生素 D 和钙剂。有时在炎症性肌炎和激素性肌病的进展之间会出现诊断上的混淆。在这一阶段有帮助的检查是多次查肌酸激酶和 MRI，因为在炎症性肌病发作时两者都是异常的，而在激素肌病中正常。

> ### ⚷ 要点
>
> - （皮）肌炎是一种引起近端肌病的炎症性疾病。
> - 老年人可能伴有恶性肿瘤。
> - 肌肉疾病对激素有反应。

病例 78：腹泻、皮疹和背部僵硬

病史

一位 41 岁男性因为血性腹泻、小腿溃疡和背部疼痛伴僵硬就诊风湿病诊所。尽管背部僵硬 5 年前就开始，但一直未予重视，直到出现其他症状，他才在家里艰难应付。背部疼痛和僵硬在晨起加重，午后逐渐减轻。有时候，还伴有右膝关节肿痛。6 周前开始出现腹泻和腿部溃疡，他一直在等肠胃科门诊的预约。

检查

这名男子在各个方向的脊柱活动度都受到限制，Schober 测试减少 19cm。右臀部易激，右膝关节中度积液。左小腿有 2 处溃疡，底部亮黄色，红／蓝边缘。其余检查都正常。

辅助检查		
		正常值范围
血红蛋白	14.2g/dl	$13.3 \sim 17.7g/dl$
白细胞计数	$6.6 \times 10^9/L$	$(3.9 \sim 10.6) \times 10^9/L$
血小板	$379 \times 10^9/L$	$(150 \sim 440) \times 10^9/L$
红细胞沉降率	28mm/h	$<10mm/h$
C 反应蛋白	32mg/L	$<5mg/L$

问题

- 可能的统一诊断是什么？怎么确认？
- 如何处理该患者？

解析

导致血性腹泻、皮疹和关节炎的最常见原因是 Reiter 综合征或肠病性（即炎症性肠病）关节炎。然而，持续的腹泻和所描述的皮疹最可能的诊断是肠病性关节炎。

在无论任何形式的炎症性肠病中，高达 15% 的患者可以发展为血清阴性关节炎，包括溃疡性结肠炎、克罗恩病或微观下的胶原性结肠炎。最常见的临床表现为外周关节炎（一般分为Ⅰ型和Ⅱ型）和脊柱关节炎。

- Ⅰ型肠病性关节炎是一种非对称型少关节炎，与肠道炎症活动相关。
- Ⅱ型肠病性关节炎表现为对称性的多关节炎，独立于肠道疾病。两种形式的外周关节炎对男性和女性的影响是一样的。
- 肠病性脊柱关节病也是一个独立的病程，可能在肠病发生前或发生后数年。男性比女性更常见，表现为与强直性脊柱炎非常相似的炎症性脊柱炎或骶髂关节疼痛。

肠病性关节炎的关节外特征是：

- 黏膜：口腔溃疡、结节性红斑、坏疽性脓皮病。
- 眼部：前葡萄膜炎。
- 肌肉骨骼：肌腱病和附着点病、肥大性骨病。

既往调查 50%~70% 的病例均显示非特异升高的炎症反应伴有阴性的类风湿因子或抗核抗体（要注意的是高达 60% 溃疡性结肠炎患者 pANCA 阳性）及 HLA-B27 阳性。选择的检查是通过内镜检查证实炎症性肠病的组织学诊断。从肌肉骨骼的角度来看，需要行骶髂关节和腰骶脊柱的 MRI 检查来收集炎症性关节炎的证据。

口服非甾体抗炎药可能会加重炎症性肠病，这在一定程度上阻碍了肠病性关节炎的治疗。可用的方法包括使用激素局部关节腔内注射治疗和免疫抑制剂治疗如柳氮磺吡啶或抗 TNF-α 抑制剂的全身治疗。有趣的是，脊柱疾病对传统 DMARDs 的反应不像外周关节炎那么好。

🔑 要点

- 腹泻和关节炎的鉴别诊断包括反应性关节炎和肠病性关节炎。
- 在肠病性关节炎中脊柱疾病独立于肠道疾病。

病例 79：头痛伴体重下降

病史

一名 62 岁老年男性因为头痛求助于全科医师。疼痛主要集中在颞部，伴该处头皮触痛，以至于晚上侧卧位时感到很痛苦。随着头痛进展，他发现下巴在咀嚼食物时也出现疼痛且易疲劳。由于大量的园艺工作导致肩部和臀部疼痛伴僵硬，同时体重也减轻了几千克，其他方面无异常。既往的用药史和系统回顾无特殊，本次有不规律服药史。

检查

该患者看起来良好，但自觉不舒服。即使轻轻地抚摸他的颞部，也明显触痛；双侧颞动脉触痛且无搏动。眼底检查和其他检查均正常。

🔍 辅助检查		
		正常值范围
血红蛋白	14.2g/dl	13.3～17.7g/dl
白细胞计数	6.3×10^9/L	$(3.9～10.6) \times 10^9$/L
血小板	542×10^9/L	$(150～440) \times 10^9$/L
红细胞沉降率	65mm/h	<10mm/h
C 反应蛋白	89mg/L	<5mg/L

问题

- 诊断是什么？
- 选择的检查是什么？
- 如何处理该患者？

解析

诊断是巨细胞动脉炎。这种血管炎主要好发于 50 岁以上人群，导致炎症，可能引起主动脉及主分支闭塞。脑的巨细胞动脉炎最常报道，具有一系列典型症状，许多症状都在这个病例中出现了：

- 头痛。
- 头皮触痛。
- 下颌运动障碍。
- 视力障碍（如复视、一过性黑矇、失明）。
- 组织坏死（头皮、舌头）。

如果患者确实患了颅外疾病，症状和体征会和所涉及的血管区域相对应。例如，肠系膜缺血会导致餐后腹痛，髂骨的疾病会导致跛行。

许多 GCA 的患者有风湿性多肌痛（PMR）病史，会抱怨双侧肩部 / 骨盆带肌疼痛和僵硬，而明显的体重减轻或发热等不适往往只发生在 GCA 患者中，而不是PMR。

这位患者查体颞动脉触痛、无脉，是典型的 GCA 表现。如果眼动脉的睫状分支受到影响，会出现视觉症状，以及眼底检查会发现缺血性视神经炎或视神经萎缩。标准简单的检查显示非特异性炎症，红细胞沉降率和（或）C 反应蛋白升高，血小板升高及多克隆高丙种球蛋白血症。颞动脉活检显示肉芽肿性炎症，内弹力层断裂或是较少、弥漫性和特异性低的淋巴细胞浸润。活检作为金标准的缺点是血管斑片状的受累导致"跳跃病变"，从而引起错误的阴性结果。诊断取决于全面的情况，包括临床可疑症状、血清学和组织学异常。

GCA 使用高剂量皮质激素（1mg/kg）治疗，对任何怀疑有此诊断的人都应立即开始治疗。早期使用激素对降低视力丧失的风险至关重要，并且不会显著降低后续活检的诊断率。所有患者都应该服用双膦酸盐和钙 / 维生素 D 保护骨骼，而且许多需要质子泵抑制剂护胃治疗。如果出现视觉症状，应与当地眼科机构联系；在这种情况下，阿司匹林可提供额外的好处。在罕见的突然完全失明的情况下，据报道，如果在 24 小时内静脉注射甲泼尼龙可恢复视力。患者需要持续服用大剂量激素，直至体征和实验室炎症指标消退。这通常需要几周的时间，从那以后，可以开始逐渐减少激素的用量。对于其他需要长期激素治疗的情况，甲氨蝶呤或其他激素助减剂药物可能是有益的。环磷酰胺仅用于少数对激素治疗无效的患者。

🔑 要点
• 颞动脉（巨细胞）血管炎是最常见的大血管炎。
• 最严重的并发症是失明。
• 需要立即开始激素治疗，不需要等诊断（颞动脉活检）。
• 因为病灶的跳跃性，活检会导致假阴性结果。

病例 80：骨折后的手肿痛

病史

一名 45 岁女性，坠马后出现桡骨远端骨折。虽然骨折在固定后基本愈合，但是患者发现石膏一取下，腕部就酸痛僵硬。数周后情况恶化，整个手出现疼痛和肿胀。

检查

疼痛并不局限于关节，而是整个手都显得异常敏感。对比于未骨折的那一侧，患侧皮肤光泽且呈紫色，而且大量出汗。

问题

- 诊断是什么？
- 恰当的处理是什么？
- 有哪些治疗选择？

解析

这是典型的局部疼痛综合征，也称为慢性局部性疼痛综合征（CRPS）或是反射性交感神经营养不良。这种情况通常发生在受伤后，表现为快速进展的剧烈疼痛，与最初的事件不成比例，也不符合解剖结构。另外，有相当程度的肿胀和皮肤可能显示营养性变化，包括出汗增加。同时会检测到血管舒缩不稳定。

合适的检查包括 C 反应蛋白和（或）红细胞沉降率，以排除潜在的炎症性关节炎。疾病早期 X 线正常。随着疾病的进展，最为显著的表现是软组织肿胀和局部骨量减少。

热成像是一项专业检查，对受累肢体的温度变化具有很高的敏感度。

虽然没有针对慢性局部性疼痛综合征的具体治疗方法，但长期康复和强化理疗是非常有效的。另外，对于顽固或者严重的病患，其他的治疗包括神经阻滞剂如加巴喷丁或局部交感神经阻滞。

✍ 要点

- 单独表现为受伤后肢体疼痛的任何患者均需要考虑慢性局部疼痛综合征。
- 营养改变及血管收缩的不稳定有利于区分慢性局部疼痛综合征和炎症性关节炎。

病例 81：腹泻及关节痛

病史

一名 52 岁的男性表现出长期的体重下降、腹泻、疼痛、臀部和膝关节僵直的病史。关节炎为首发症状，主要影响他的臀部和膝关节，但不影响活动。类风湿因子过去的检验结果是阴性的，这让他稍感安心。腹泻是过去 6 个月的一个主要问题。他有间歇性腹痛，并诉粪便气味难闻，难以冲走。大便不伴有血或黏液。尽管食欲很好，但由于持续腹泻，体重 6 个月内减少了 5kg。

检查

体重减轻，右膝少量积液。

问题

- 鉴别诊断是什么？
- 对该患者应进行怎样的检查和治疗？

解析

　　腹泻和关节炎一起出现并不罕见，最有可能的诊断是反应性关节炎或肠道病变（即炎症性肠病相关）所致的关节炎。然而，该患者腹泻时间较长，以致不能考虑为反应性关节炎，而炎症性肠病多会导致大便中血液或黏液附着，以及其他的肠外特征，如皮疹、溃疡或眼病。这名患者的病史是典型的脂肪吸收不良，导致伴有恶臭脂肪的粪便漂浮并难以被冲洗掉。综合吸收不良和关节炎应该让我们考虑 Whipple 病——这个病例是一个典型表现。

　　Whipple 病是一种由革兰阳性杆菌引起的全身性疾病。由于疾病累及多系统，通常会有相当长的诊断延误，在开始正确治疗之前，疾病可能已经到了相当严重的程度。Whipple 病的症状可以用以下方法方便记忆。

Weight loss	体重减轻	**D**iarrhoea	腹泻
Hyperpigmentation of the skin	皮肤色素沉着	**I**nterstitial nephritis	间质性肾炎
Intestinal pain	肠道疼痛	**S**kin rashes	皮疹
Pleuritis	胸膜炎	**E**ye disease	眼病
Pneumonitis	肺炎	**A**rthropathy	关节病
Lymphadenopathy	淋巴结病	**S**ubcutaneous nodules	皮下结节
Encephalopathy（dementia）	脑病（痴呆）	**E**ndocarditis	心内膜炎
Steatorrhoea	脂肪吸收不良		

　　关节炎可能表现为游走性的血清阴性少关节炎或多关节炎，类似于脊柱关节病（与 HLA-B27 有关），并可能先于其他症状发展达 10 年之久。这些患者的滑液是非特异性和炎症性的，但是滑膜活检结果可能显示在所谓的"泡沫"巨噬细胞中存在糖原染色（PAS）阳性的颗粒。

　　确诊依靠组织学结果或聚合酶链反应。空肠活检可显示巨噬细胞浸润，伴有含 PAS 染色阳性颗粒内容物的抗淀粉酶，而聚合酶链反应可在来自受影响部位的组织上进行，如小肠、淋巴结、滑膜组织和体液。来自外周血的聚合酶链反应一般没有高质量的诊断结果。

　　对于所有有吸收不良病史的患者，检查还应评估营养状况，并检验血液中钙、维生素 B_{12}、铁、叶酸和维生素 D 的水平。

　　Whipple 病的治疗方法是长期应用抗生素。在开始治疗前，需向有经验的传染病科寻求治疗建议。

> ### 🔑 要点
>
> - 尽管很罕见，但在任何有表现为吸收不良、体重减轻和关节炎症状的患者中均需考虑到 Whipple 病。
> - 确诊依赖于空肠活检结果。

病例 82：慢性广泛肌肉疼痛

病史

一名 46 岁的女性因长期肌肉疼痛和疲劳而被转诊到风湿科。症状隐匿出现，现在诉疼痛"遍布全身"，睡眠欠佳，大部分时间都感到疲惫。否认身体不适或具体症状，但自诉很难工作或照顾家人。其余病史无特殊，也没有定期服用药物治疗。

检查

一般情况良好，没有炎症性疾病引起的外周红斑。虽然她的关节轻度疼痛，但没有滑膜增厚或积液的迹象。一些软组织点有触痛，但她的肌力维持正常。所有系统检查也正常。

🔍 辅助检查

		正常值范围
血红蛋白	14.9g/dl	13.3~17.7g/dl
白细胞	8.3×10^9/L	$(3.9 \sim 10.6) \times 10^9$/L
血小板	345×10^9/L	$(150 \sim 440) \times 10^9$/L
尿素	5.8mmol/L	2.5~6.7mmol/L
肌酐	82μmol/L	70~120μmol/L
钙	2.4mmol/L	2.12~2.65mmol/L
肌酸激酶	156U/L	25~195U/L
TSH	1.2mU/L	0.3~6.0mU/L
ESR	8mm/h	<10mm/h
CRP	<5mg/L	<5mg/L
RF	阴性	
ANA	阴性	

问题

- 可能的诊断是什么？
- 需要进一步做哪些检查？
- 将如何治疗该患者？

解析

该患者在没有炎症性疾病的临床或血清学证据的情况下，出现慢性疼痛、疲劳和软组织压痛。可能的诊断是纤维肌痛，一种病因不明的非炎症综合征。特征是弥漫性疼痛、非恢复性睡眠和存在痛觉过敏的触发点（疼痛放大）。症状往往是慢性的，通常会持续数月，然后患者才会寻求医疗建议。除了这些"经典"症状，患者可能还会诉关节痛、晨僵、抑郁、感觉异常，甚至雷诺现象。

纤维肌痛（无论是原发性还是继发性）的诊断性临床表现是触发点的存在：在表面解剖结构上痛觉过敏的 18 个潜在特异性触痛点中，至少有 11 个。这些区域对温和的压力非常敏感（即足以使拇指指甲变白）。9 对触发点是：

- 枕骨：肌肉嵌入的颅骨底部。
- 斜方肌：肌腹中点。
- 冈上肌：肩胛骨内侧缘。
- 臀大肌：上外侧象限。
- 大转子：大转子的后方。
- 下颈椎：$C_5 \sim C_7$ 间隙前方的肌腹。
- 第二肋骨：第二肋软骨连接处。
- 外上髁：上髁远端 2cm。
- 膝关节：内侧关节线的近端。

由于纤维肌痛的鉴别诊断包括关节炎症和结缔组织疾病，有限的检查是适当的，但困难是决定何时停止。上面列出的一系列检查有效地排除了最常见的诊断，因此该患者不需要进一步的试验。虽然原发性纤维肌痛是非炎症性的，且与正常的检查相关，但继发性纤维肌痛在类风湿关节炎或系统性红斑狼疮等炎症性疾病患者中并不少见。在这些病例中，异常的临床症状和实验室结果反映了原发性炎性疾病，而不是纤维肌痛本身。

纤维肌痛的治疗有许多组成部分，对患者的关怀在以下几个方面是至关重要的。

- 纤维肌痛是一种真正的疾病，并不是患者疯了或者捏造出的疾病。
- 纤维肌痛虽然会使患者丧失一定劳动能力，但并不是毁损性的，也不会对长期健康构成威胁。
- 虽然许多症状可以用药物治疗，但自我管理非常有效，这样对他们病情有相当大的控制作用。

患者关怀、教育、分级有氧运动和睡眠障碍管理相结合的综合治疗是非常有效的。最常见的干预药物（包括上面列出的许多治疗）是低剂量的三环类抗抑郁药，如阿米替林。如果出现副作用如口干或困倦，选择性 5- 羟色胺再摄取抑制剂可能也会有作用。

🔑 要点
• 纤维肌痛是一种以慢性疼痛、睡眠不佳和情绪低落为特征的非炎症综合征。 • 通常与炎性疾病如类风湿关节炎或系统性红斑狼疮共存。 • 关怀治疗是治疗的重要组成部分。

病例 83：顽固性滑膜炎

病史

一名 54 岁的女性在风湿病诊所就诊。14 年前，她因为晨僵时间延长，小关节病变和明显的急性期反应（红细胞沉降率和 C 反应蛋白升高）被诊断为血清阳性类风湿关节炎。尽管使用改善病情的药物进行了积极的治疗，但病情从未得到缓解，一直饱受关节疼痛和僵直的折磨。由于病痛影响了她的打字能力，使得她难以维持生计。以前曾尝试服用甲氨蝶呤，但在 15mg/周的剂量下，产生了明显的恶心和肝功能紊乱，因此停服药物。后来使用羟氯喹和硫唑嘌呤都无效。目前的口服药是来氟米特 20mg 每日 1 次，泼尼松龙 4mg 每日 1 次，阿仑膦酸钠 70mg 每周 1 次，凯思立 D3 咀嚼片每日 1 次。

检查

这名妇女有明显的滑膜炎，其许多掌指关节（MCP）和近端指间关节（PIP）及右手腕关节和左膝关节都有压痛和肿胀。X 线片如图 83.1 所示。

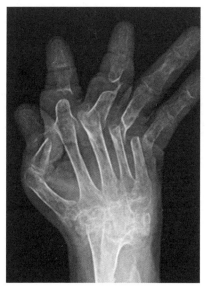

图 83.1

🔍 辅助检查		
		正常值范围
ESR	67mm/h	<10mm/h
CRP	97mg/L	<5mg/L

问题

- 类风湿关节炎的疾病活动度是如何衡量的?
- 这名患者可以接受何种形式的治疗?
- 这种治疗的相关风险是什么?

解析

这名女性患有严重的类风湿关节炎（RA），对标准化的 DMARDs 治疗反应不佳，目前的治疗是来氟米特（一种嘧啶合成抑制剂）和低剂量的泼尼松龙。她的手和手腕 X 线显示晚期的破坏性类风湿关节炎，伴有广泛的骨侵蚀、骨质流失和关节破坏。

类风湿关节炎的疾病活动度由疾病活动度评分（DAS）衡量，疾病活动度评分是滑膜炎的临床证据、当前炎症反应和患者自身健康评估的综合评分。临床上滑膜炎通过计算总共 28 个关节（肩关节、肘关节、腕关节、掌指关节、近端指间关节和膝关节）中的压痛和肿胀关节的数量来评分。患者的"整体健康"是通过使用视觉模拟评分系统来确定的：患者面前有一条 100mm 长的水平线，一端为 0（无关节炎活动），另一端为 100（严重关节炎活动），并被要求在这条线上标出她认为自己整体健康所处的位置。这是用尺子量出来并且用百分制表示的。需要 DAS 计算器（在线提供）来计算 DAS，活动水平记录为高（>5.1）、中（3.2~5.1）、低（2.6~3.19）和缓解（<2.6）。这名患者肯定会有很高的疾病活动度得分。

在 DAS 评分下疾病活动度高且接受标准化疾病治疗失败或不能耐受的患者有资格接受生物治疗——针对炎症反应关键成分的单克隆抗体。

目前使用的一线生物疗法是抗 TNF-α 治疗（如英夫利昔单抗或阿达木单抗），两者都是针对 TNF-α 的单克隆抗体；或依那西普，一种作为 TNF-α 诱导受体的融合蛋白）。TNF-α 抑制剂对高达 70% 的患者非常有效，可减少炎症活动和与严重活动性疾病相关的进行性结构损伤。肿瘤坏死因子抑制剂如果与甲氨蝶呤联合用药效果最好，即使是在低剂量的情况下，但也有少数被许可进行单一药物治疗。尽管一般情况下安全性和耐受性良好，但最大的风险是感染概率增加。特别值得关注的是隐匿性结核病的复发，因此在开始治疗前必须进行胸部 X 线的检查。由于 TNF-α 也是一种"监测肿瘤"的分子，因此在理论上，该治疗存在患上恶性肿瘤概率增加的风险。这还没有在长期安全性数据中得到证实，淋巴瘤也许是个例外。然而，抗肿瘤坏死因子和淋巴瘤之间的关系并未证实，无论使不使用抗肿瘤坏死因子治疗，严重类风湿关节炎患者都更有可能患上淋巴瘤。

类风湿关节炎的二线生物疗法包括：

- 利妥昔单抗——一种针对 CD20+ B 细胞的单克隆抗体，通常用于 TNF 抑制剂治疗无效的患者。
- 阿巴西普——一种阻止 T 细胞协同刺激和激活的诱导受体。
- 妥珠单抗——一种针对白介素 -6 受体的单克隆抗体。

接受生物治疗的患者应由具有使用这些药物经验的风湿病科仔细监测和评估是否有足够的临床反应。

> **🔑 要点**
>
> - 尽管采用了 DMARDs 治疗，但仍患有活动性类风湿关节炎的患者具备接受生物治疗的资格。
> - TNF-α 抑制剂是一线的生物疗法。
> - 所有患者在开始治疗前都应该进行结核病的筛查。

病例 84：咯血和肾衰竭

病史

一名 58 岁的女性因咯血被送入急诊室。在过去的几周里，她一直有非特异性的不适，反复出现低热、干咳，以及体重下降。现在已经感觉"筋疲力尽"，并且在用力时呼吸急促。她的全科医师做了一些血液检验，并开始口服抗生素治疗，但没有效果。她已经咯血 24 小时了。病史包括因 2 型糖尿病服用二甲双胍治疗。长期吸烟，每年 20 包烟，但是滴酒不沾。

检查

这名女性看起来气色不佳，话音能感觉到鼻塞。无发热，脉率 88 次 / 分，血压 145/92mmHg，在室内环境中测血氧饱和度为 95%。听诊胸部的中下部有细微的吸气相爆裂音，但心血管和腹部检查没有明显异常。X 线片如图 84.1 所示。

🔍 辅助检查		
		正常值范围
血红蛋白	10.9g/dl	13.3~17.7g/dl
平均红细胞体积	85fl	80~99fl
白细胞	7.4×10^9/L	$(3.9 \sim 10.6) \times 10^9$/L
血小板	523×10^9/L	$(150 \sim 440) \times 10^9$/L
ESR	62mm/h	<10mm/h
CRP	94mg/L	<5mg/L
尿素	28.4mmol/L	2.5~6.7mmol/L
肌酐	312µmol/L	70~120µmol/L
抗中性粒细胞胞质抗体	强阳性	
抗 PR3 抗体	强阳性	

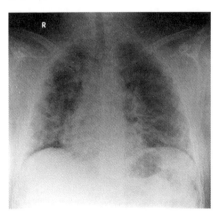

图 84.1

问题

- 鉴别诊断是什么？
- 有具备金标准的诊断性检查吗？
- 如何治疗该患者？

解析

　　尽管在任何有咯血和胸部 X 线异常的吸烟者中都应考虑恶性肿瘤，但快速的肾脏损害、全身不适和明显的炎症反应更有可能是炎性的肺 - 肾综合征，如血管炎、系统性红斑狼疮或 Goodpasture 病。此外，胸部 X 线示弥漫性肺泡浸润和肺门周围呈"蝙蝠翼"外观的阴影，是典型的肺出血表现，而不是恶性肿瘤。cANCA（抗中性粒细胞胞质抗体）和抗 PR3（抗蛋白酶 3）抗体的存在提示韦格纳肉芽肿病，尽管这两项指标都不是诊断性的，都可能在恶性肿瘤或其他血管炎疾病中出现。

　　组织活检是明确诊断的金标准，以确定肉芽肿性血管炎的存在。这名有肌酐升高的患者肯定需要肾活检来进行诊断和判断预后。

　　韦格纳肉芽肿病的典型三联征是存在上、下呼吸道疾病及肾功能损害。

! 韦格纳肉芽肿病的临床症状		
上呼吸道	鼻窦和鼻黏膜	慢性鼻窦炎
		流涕及结痂
		鼻出血
		鼻中隔穿孔（鞍鼻畸形）
	口咽 - 呼吸道黏膜	口腔溃疡
		化脓性中耳炎
	喉黏膜	声门下狭窄
		声音沙哑、喘鸣
下呼吸道	慢性炎症	咳嗽
		结节（常形成空洞）
		固定的浸润
	毛细管炎	肺泡出血
		短暂的浸润
	胸膜炎	胸腔积液
肾脏疾病	局灶性节段性坏死性肾小球肾炎	血尿和蛋白尿
		肾功能损害
		高血压
皮肤		明显紫癜
		结节
骨骼肌系统		关节痛
		肌痛
神经系统	外周	多发性单神经炎
	中枢	脑血管事件
		癫痫发作
		弥漫性白质病变

韦格纳肉芽肿病的治疗取决于器官受累的严重程度。"局限性"韦格纳肉芽肿病仅影响上呼吸道，低剂量增效磺胺甲基异噁唑（口服甲氧苄啶／磺胺甲噁唑）被证明是有效的。口服激素在更严重的疾病中有价值，激素助减剂甲氨蝶呤也可使用（慎与增效磺胺甲基异噁唑联合使用）。肾功能恶化和（或）肺出血会导致更严重的死亡率，这是大剂量静脉注射激素、环磷酰胺和（或）血浆置换的适应证。

🔑 要点

- 小血管血管炎可能导致肺 - 肾综合征。
- 韦格纳肉芽肿病的特征是上、下呼吸道疾病和肾脏受累。
- 鼻结痂、出血和听力受损是疑似韦格纳肉芽肿病患者病史中的重要症状。

病例 85：腹泻和膝关节肿胀

病史

一名 28 岁的男性在急诊表现出右膝急性疼痛和肿胀的症状。症状开始于 24 小时前，对非甾体抗炎药（NSAIDs）反应不佳。否认发热或全身不适。除了 3 周前的一次自限性但严重的腹泻，其余病史不清。

检查

这名年轻人看起来一般情况良好，但自我感觉不适。右眼巩膜充血，在他的右膝关节有中等量的积液，触之温热，且膝关节的活动度减小。双侧脚后跟有脓疱疹。其余检查正常。

🔍 辅助检查		
		正常值范围
血红蛋白	16.2g/dl	13.3～17.7g/dl
白细胞	9.3×10^9/L	$(3.9～10.69) \times 10^9$/L
血小板	542×10^9/L	$(150～440) \times 10^9$/L
红细胞沉降率	45mm/h	<10mm/h
C 反应蛋白	63mg/L	<5mg/L

问题

- 鉴别诊断是什么，哪种诊断最有可能？
- 如何治疗该患者？

解析

急性单关节病的鉴别诊断包括：

- 急性脓毒性关节炎。
- 反应性关节炎。
- 肠道疾病相关性关节（即与炎症性肠病相关）。
- 银屑病关节炎。
- 淋球菌性关节炎。
- 强直性脊柱炎。
- 晶体性关节病（痛风或假痛风）。
- 贝赫切特综合征。

该患者全身状况良好，因此脓毒性关节炎相对不太可能，但由于其后果非常严重，应将其纳入鉴别诊断。排便习惯的改变使反应性关节炎和肠病相关性关节炎成为可能的诊断；皮疹可能提示银屑病关节炎；但是皮疹、眼病、自限性腹泻和急性单关节病的结合使得反应性关节炎成为最可能的诊断。

反应性关节炎是一种炎症性单关节或少关节炎，一般发生在关节外感染后的 1~4 周，特别是由嗜黏膜（典型为泌尿生殖系统或胃肠道）的病原体引起。最常涉及的微生物是衣原体（女性无症状）、沙门菌、志贺菌、耶尔森菌和弯曲杆菌。反应性关节炎是影响年轻成年男性的最常见的炎性关节炎，除了关节病之外，还可能引起附着点病变或指（趾）炎；HLA-B27 阳性的患者有更大的风险患上长期的

❗ 反应性关节炎的关节外症状	
整体情况	低热
眼睛	结膜炎
	前葡萄膜炎
消化系统	感染性肠炎
	无菌性肠炎
皮肤	龟头炎（龟头无痛性溃疡）
	脓溢性皮肤角化病（手掌和脚底有脓疱疹）
	结节性红斑
	指甲角化
泌尿生殖系统	伴分泌物的感染性尿道炎
	伴分泌物的无菌性尿道炎
	前列腺炎
	外阴部的阴道炎，输卵管炎
黏膜	无痛性口腔溃疡

少关节疾病和脊柱或骶髂关节的累及。反应性关节炎与许多关节外症状有关，在任何出现急性单关节或少关节疾病的患者的病史中都需特别留意。

Reiter 综合征（如最初所述）被认为是一种反应性关节炎，常在尿道炎、结膜炎和感染性腹泻这样的"三联征"后出现的关节炎。并非所有的反应性关节炎患者都会先发生所有以上 3 种疾病，最好避免使用三联征这样的术语。

该病例中的患者具有典型的检查结果，同时有炎症疾病的非特异性证据。反应性关节炎没有诊断性试验，但诊断是综合临床表现和咽拭子、尿液和粪便培养的结果。滑膜液培养一般是阴性的。HLA-B27 阳性在反应性关节炎患者中比正常人群更常见，可能有助于预后，但没有诊断价值。X 线检查仅在慢性疾病中有帮助，如明显的骶髂关节炎、强直、附着点疾病、骨质减少和骨侵蚀等。

反应性关节炎通常是良性的，高达 80% 的人能完全康复。考虑到这一点，关节炎的一线治疗是非甾体抗炎药和（或）局部治疗，即在使用糖皮质激素和局部麻醉药的情况下，吸入和注射入受累关节。对于这名患者，这是一个完全合适的方法。对于那些患有难治性疾病的患者，改善病情的药物如甲氨蝶呤或柳氮磺吡啶通常是有效的。反应性关节炎的皮肤黏膜症状通常是轻微和自限性的，无须特殊治疗。在与眼科联系处理眼部疾病时需谨慎，尤其是在有前葡萄膜炎的情况下。如果有明确的前驱感染，则应开始抗生素治疗。这对治疗女性衣原体感染尤为重要，因为（衣原体）可能会导致未来的生育能力的下降。

🔑 要点

- 在任何患有单关节病的患者中均应考虑反应性关节炎。
- HLA-B27 在反应性关节炎中可用于预后，但不能用于诊断。

病例 86：脚踝肿胀和皮疹

病史

一名 28 岁的非裔美国男子向风湿科医师诉说了持续 2 周的脚踝疼痛肿胀和小腿皮疹的病史。皮疹会随着凸起的肿块起伏，并且会自动消退。脚踝疼痛最初是由一种非甾体抗炎药（NSAID）引起，但在过去的几天里已经恶化，以致很难走路。余病史无特殊，除了几个月前曾因一只眼睛出现红眼伴严重疼痛去看眼科医师并使用了类固醇眼药水。他记不起当时给他的诊断。系统检查未见特殊。

检查

该名男性患者有双侧脚踝的滑膜炎，左侧有少量积液，同时他的小腿上有结节性红斑。

问题

- 可能的诊断是什么？
- 哪些检查会有帮助？
- 如何治疗该患者？

解析

可能的诊断是结节病。结节病或肉样瘤是一种多系统炎症性疾病，其特征是在受影响的器官（通常是肺、皮肤、眼睛和关节）中存在非干酪样肉芽肿。踝关节受累和结节性红斑是典型的症状，当与双侧肺门淋巴结病相关时，被称为 Löfgren 综合征。虽然是急性发作，但它比慢性疾病有更良好的预后，因为它对激素治疗反应敏感。

! 结节病的症状	
肺部	肺门淋巴结病和累及上呼吸道的疾病（鼻窦炎、喉部炎症）
关节病	典型的踝关节，还有膝关节、腕和近端指间关节（PIPs），慢性指（趾）炎
眼病	前和（或）后葡萄膜炎，角膜结膜炎，眼球突出
皮肤病	结节性红斑，皮下病变，慢性狼疮
腮腺肿大	口干燥症
神经系统	多发性面神经麻痹
心脏	心脏传导问题，心肌病

对于这名患者，最重要的检查是胸部 X 线检查，以排除肺部受累。结节病根据肺浸润的进展和测定肺活量受限的程度进行分期：

- 0 期：正常。
- 1 期：双侧肺门淋巴结病。
- 2 期：双侧肺门淋巴结病和肺浸润。
- 3 期：肺浸润和限制性肺病。

除非是慢性疾病，否则结节病没有破坏性的骨质损害。如果存在，最常见于手部，伴有软组织肿胀、骨质减少、骨侵蚀和骨膜反应。腕关节和掌指关节通常不出现结节，这有助于将结节与侵蚀性疾病（如类风湿关节炎）区分开来。虽然在疑似结节病的病例中经常有血管紧张素转化酶水平的升高，但几乎没有诊断价值，因为许多急性结节病患者的血管紧张素转化酶水平正常，而在其他情况下也经常升高。必须测量血钙，因为肉芽肿可能会增加 1，25- 二氢胆钙化醇的生成，而使血钙升高。总的来说，结节病的诊断通常依据临床症状或放射学证据，但可以通过活检（如肺、淋巴结）非干酪样肉芽肿来确诊。

结节病的治疗取决于器官受累的严重程度。在这个病例中，他相对较轻的关节炎和皮肤病症状可能对非甾体抗炎药、秋水仙碱或低剂量皮质类固醇有良好反应。持续性的关节炎可能需要更高的剂量（甲氨蝶呤作为激素助减剂在这些情况下可能是有用的）。如果单个关节症状较重，关节内注射激素也许可以中止急性发作。

正如这名患者，眼部疾病也可能对外用的激素治疗有反应。更强的全身免疫抑制，如环磷酰胺，应用于神经系统受累或出现威胁生命的疾病时。

> **⚷ 要点**
>
> - 任何表现为踝关节滑膜炎的患者都要考虑结节病。
> - 所有结节病患者都应该进行胸部 X 线检查，以明确潜在的呼吸系统受累。

病例 87：皮疹、睾丸疼痛和关节痛

病史

一位 63 岁的老年男性向他的全科医师展示他疼痛的双手。他的双手已经疼痛僵直了数月，但否认肿胀。关节痛与躯干上的"斑疹"、极度疲劳和体重减轻相关联。此外，他自感一阵阵的睾丸疼痛，并在过去的 48 小时里，每餐后都出现了中腹部的疼痛。

检查

该患者最近体重减轻，同时腹部和大腿上有蓝色／紫色的网状皮疹。关节有触痛，但没有滑膜炎的临床证据。泌尿生殖系统检查无异常，有轻微的腹部触痛，未触及器官肿大。其余检查未见异常。

🔍 辅助检查

		正常值范围
血红蛋白	11.9g/dl	13.3～17.7g/dl
平均血红蛋白体积	85fl	80～99fl
白细胞	7.4×10^9/L	$(3.9～10.6) \times 10^9$/L
血小板	482×10^9/L	$(150～440) \times 10^9$/L
ESR	82mm/h	<10mm/h
CRP	94mg/L	<5mg/L
类风湿因子	阴性	
抗 CCP 抗体	阴性	
抗核抗体	阴性	
抗中性粒细胞胞质抗体	阴性	

问题

- 可能的诊断是什么？
- 什么检查可能有助于确诊？
- 如何治疗该患者？

解析

对于这名患者，最引人关注的症状是进食后的腹痛：这种餐后症状怀疑是肠系膜缺血的表现。腹部和腿上的皮疹是网状青斑的特征，患者显著的炎症反应与其相对轻微的临床表现有些不符。因此，在这个病例中必须考虑血管炎的可能性。血管炎也可导致明显的全身不适、正细胞性贫血和血小板增多，所有这些表现在该患者中都很明显。而指向特定诊断的症状是睾丸疼痛，这种疼痛最常见于结节性多动脉炎。

结节性多动脉炎是一种罕见的中小型动脉血管炎，导致不同的临床表现。下面方框中列出了最常见的症状。

！　结节性多动脉炎的临床症状

- 全身表现：全身不适、发热、体重减轻
- 皮肤：明显的紫癜、溃疡、网状青斑
- 肌肉骨骼：肌痛、关节痛、关节炎
- 肾脏：肾小球肾炎，高血压
- 胃肠：肠系膜绞痛
- 神经系统：多发性单神经炎、卒中、癫痫发作
- 泌尿生殖系统：睾丸疼痛

结节性多动脉炎的诊断可能很困难，因为没有诊断性血清学标志物，自身免疫性指标也为阴性。常与乙型肝炎相关，所有疑似血管炎的患者都应进行肝炎的血清学检验。一旦疑诊，应通过对受累器官（如皮肤、睾丸、腓肠神经）的组织活检进行诊断。如果不能进行活检，血管造影是首选的检查方法，在这个病例中，血管造影术对于检查／描绘肠系膜动脉炎至关重要。结节性多动脉炎肠系膜动脉造影的典型表现是小动脉瘤、闭塞和狭窄。

结节性多动脉炎的治疗取决于疾病的严重程度，糖皮质激素、激素助减剂和环磷酰胺都是常用药物。该患者肯定需要高剂量激素和环磷酰胺来预防肠缺血和梗死。血浆置换和抗病毒治疗被推荐为乙型肝炎阳性患者的替代治疗方法。

🔑　要点

- 任何表现为系统性疾病和餐后腹痛的患者都应考虑肠系膜缺血的可能。
- 睾丸疼痛是结节性多动脉炎的特征性症状。
- 结节性多动脉炎与乙肝感染有关。

病例 88：手部疼痛和干眼

病史

一名 44 岁的女性向风湿科医师诉说了长期的双手疼痛、僵直和眼睛干燥疼痛的病史。由于担心自己患上了类风湿关节炎，她延误了就医。手部疼痛主要影响她的手腕、掌指关节和近端指间关节，并伴有晨僵。大部分时间里她的眼睛都感觉"有砂粒感"，随着时间的推移情况变得越来越糟，以至于在每天结束时会感觉非常痛苦。最严重的症状是畏光。她最近注意到唾液减少，并发现不"用水冲下去"就很难吃干燥的食物。其余病史无特殊，也没有定期服药。

检查

这名女性患者一般情况良好，腕关节、掌指关节和近端指间关节都有轻度的滑膜炎。巩膜有很轻程度的充血，但没有分泌物，同时视力正常。其余检查都是正常的。

🔍 辅助检查

		正常值范围
血红蛋白	11.1g/dl	13.3～17.7g/dl
平均血红蛋白体积（MCV）	85fl	80～99fl
白细胞	8.3×10^9/L	$(3.9～10.6) \times 10^9$/L
血小板	432×10^9/L	$(150～440) \times 10^9$/L
ESR	45mm/h	<10mm/h
类风湿因子	35U/ml	<11U/ml
抗核抗体	阳性 1：640	
抗 Ro 抗体	检出	
抗 La 抗体	检出	
免疫球蛋白	多克隆高丙种球蛋白血症	

问题

- 诊断是什么？
- 什么测试能给出干眼症的客观说明？
- 如何治疗该患者？
- 这种情况可能会引起什么并发症？

解析

干眼症、口干症和炎症性关节炎的结合很可能是干燥综合征。干燥综合征可能是一种主要诊断（与 SSA、SSB 两种抗体有关），也可能与另一种结缔组织疾病（最常见的是 RA）相关。外分泌腺常被淋巴细胞浸润破坏，从而损害眼泪和唾液的产生。关节炎的症状分布类似于类风湿关节炎，但趋向于更轻微且无侵蚀性。

干燥综合征最常见的症状是：

- 眼干、口干（口干燥症）。
- 关节炎。
- 腮腺肿大。
- 雷诺现象。
- 全身不适（发热、疲劳）。
- 皮疹（皮肤血管炎，光敏性）。
- 性交困难。

客观评估干眼症的症状可采用 Schirmer 试验。将一张标准化的滤纸钩在下眼睑上，测量 5 分钟内纸张浸湿的量。小于 5mm 高度提示泪液分泌减少。

干燥综合征的总体预后通常比其他炎症性疾病更好。该患者的治疗基本上就是对症治疗。

干眼症可以通过佩戴带侧护板的眼镜来改善，目的减少水分蒸发。许多患者需要使用滴眼液（不含防腐剂的人工泪液或泪液软膏）。对于那些疾病严重的病患，眼科可以提供封泪管以减少泪液流失。严重的表面疾病，如巩膜炎或溃疡，可能需要外用的激素。口腔干燥可能对无糖甜食刺激唾液产生反应良好。所有患者都必须特别注意口腔卫生，因为龋齿是一个常见的问题。对于那些唾液分泌不足的患者，拟胆碱药物如毛果芸香碱可能有所裨益，但也会伴有毒蕈碱副作用如出汗或胃肠道功能紊乱。关节炎可能会对非甾体抗炎药（NSAIDs）、羟氯喹或低剂量泼尼松龙反应敏感。

干燥综合征通常与多克隆高丙种球蛋白血症有关，并可能发展为淋巴瘤。这种恶化的风险可能低于最初的估计，不到 10%。然而，许多科室仍会每年对免疫球蛋白谱进行筛查，患者应警惕淋巴结病或腮腺肿胀的进展。虽然与本病例不相关，但 SSA、SSB 抗体能穿过胎盘，并与胎儿心脏中发育中的传导系统发生交叉反应。因此，携带有 SSA、SSB 抗体的育龄患者应就潜在的胎儿心脏传导阻滞问题进行问诊，并应通过有经验的高危产科进行产前护理。

🔑 要点

- 眼干和口干是干燥综合征的常见症状。
- 干燥综合征与 SSA 和 SSB 抗体有关。
- 携带 SSA 抗体和 SSB 抗体的妊娠患者应由高危产科进行检查，因为发育中的胎儿有心脏传导阻滞的风险。

病例 89：生殖器溃疡和皮疹

病史

一名 26 岁的土耳其男子向全科医师诉说他的阴囊上有一个疼痛的溃疡。虽然他已经断断续续地患有口腔溃疡"数年"，但这是在泌尿生殖道第一次出现。否认其他泌尿生殖系统症状，并且没有性生活。四周前，小腿前部出现皮疹，呈离散的红色压痛肿块，然后自行消退，出现像瘀伤一样的颜色变化。在系统回顾中，他提到右膝关节间歇性疼痛和肿胀，但否认有任何其他问题。

检查

这名年轻男性阴囊有很深的溃疡，但阴茎无异常。没有口腔溃疡，右眼巩膜充血。左侧小腿有一个孤立的褐色轻微隆起的病损，右膝关节有少量积液。在 48 小时前献血时，左肘前窝出现了红斑。

问题

- 这名患者的综合症状表明什么诊断?
- 鉴别诊断是什么?
- 在病史中，还能查找其他什么症状?
- 与患者的种族相关吗?
- 有哪些治疗选择?

解析

结合口腔 – 生殖溃疡、关节炎、结膜炎和皮疹等症状提示诊断是贝赫切特综合征。皮疹是结节性红斑的传统描述，结节性红斑是一种与许多炎症相关的脂膜炎；皮肤对针刺的过敏反应（在该患者中为献血时的静脉注射）是一个例子，这可能是贝赫切特病的特异性病征。

贝赫切特综合征是一种自身免疫性疾病，对男性和女性的影响没有差异。然而诊断这名患者时，他的种族血统在这种情况下是有帮助的，因为贝赫切特综合征在土耳其、地中海和远东地区更常见。地理风险可能是该疾病与 HLA-B51 有关的一个表现。尽管贝赫切特综合征有许多典型的症状（如下所述），但许多症状与其他炎性疾病相同，诊断贝赫切特综合征是具有挑战性的。

❗ 贝赫切特综合征的症状和体征	
复发性口腔溃疡	每年至少发作 3 次
复发性生殖器溃疡	最常见于阴囊或外阴，容易结疤
眼病	前、后葡萄膜炎，结膜炎，角膜溃疡
皮肤病	结节性红斑、过敏反应、假毛囊炎／丘疹性脓疱病损
关节炎	典型的迁移性单关节炎或寡关节炎
血管疾病	血栓形成和动脉瘤
神经系统疾病	头痛、无菌性脑膜脑炎、颅内压升高可能是由于静脉窦血栓形成

溃疡、关节炎、眼病和皮疹的鉴别诊断很广泛。需要考虑：

- 克罗恩病。
- 反应性关节炎。
- 系统性红斑狼疮。
- 血管炎。
- 结节病（尽管溃疡不典型）。

由于鉴别诊断宽泛，必须进行详细的病史询问和体格检查（寻找前诉症状）。不幸的是，贝赫切特综合征没有诊断性试验，升高的急性期反应物和多克隆高丙种球蛋白血症等实验室检验结果没有特异性。

贝赫切特综合征的治疗取决于症状的多样性和严重程度。皮肤黏膜疾病可用秋水仙碱、氨苯砜或沙利度胺进行治疗。在更严重的疾病中，可能需要使用糖皮质激素（以及激素助减剂）或他克莫司。环磷酰胺通常用于威胁生命或视力的情况出现时。

🔑 要点
• 虽然罕见，但患者出现口腔 – 生殖器溃疡和关节炎时应考虑到贝赫切特综合征。
• 针刺反应的存在可能有助于贝赫切特综合征的诊断。

病例 90：皮疹、关节痛和面部肌肉无力

病史

一名 32 岁的美国女性出现流感样症状，双手疼痛，右侧面部失能。既往体健，但在最近一次回威斯康星州的旅行中，膝关节后部被虫子咬了一口，1 周后开始感到不适。在那个阶段的主诉是头痛、疲乏及双手关节痛，自行服用对乙酰氨基酚和非甾体抗炎药进行了治疗，直到她返回英国。几周过去了，今天早上她醒来时感觉单侧面部肌肉无力，包括前额。

检查

这名患者膝关节后部有一个大（15cm）而圆的皮疹，有一个鲜红色的边界而中间偏淡。虽然她的关节有触痛，但没有滑膜炎的临床证据。左侧面神经麻痹。

问题

- 诊断是什么？
- 列出其潜在的并发症。
- 需要进行哪些检查？
- 如何治疗该患者？

解析

综合皮疹、关节痛和脑神经病变，这是莱姆病的典型表现。这是一种由蜱虫传播伯氏疏螺旋体而引起感染的多系统疾病；硬蜱通常寄生在鹿身上，是美国部分地区（包括威斯康星州）的地方病。莱姆病在临床分为 3 期。

一期是局部皮肤病。蜱虫叮咬的典型部位是温暖潮湿的区域，如膝关节后部、腋窝和乳房下方。然而，蜱虫非常小，只有一半确诊为莱姆病的患者可能记得被咬过。典型的皮疹被称为慢性游走性红斑，是由咬伤引起，最早是斑疹，然后扩散成中央发白的环形病灶。这个阶段与全身不适有关，发热和淋巴结病变也并不少见。关节痛，而不是关节炎，也是一个特征。一期往往持续几周。

二期是播散性疾病。特点是发生在皮疹的几个月内，并以神经综合征为主。最常见的表现是脑神经病（尤其是第Ⅶ对脑神经，如本病例患者）、头痛、脑膜脑炎和多发性单神经炎。心脏表现包括心脏传导阻滞和心肌炎。虽然关节痛和关节周围疾病并不少见，但真正的滑膜炎只发生在 3 期病程中。

三期在最初感染后的两年内产生慢性感染，并导致不对称的少关节炎，尤其是在膝关节处。

莱姆病的诊断是基于临床表现和血清中存在针对疏螺旋体的抗体，但检验结果会因流行地区的高假阳性率和早期疾病的假阴性率而变得复杂。在一期及时使用抗生素也可能降低诊断率。而 PCR 可以检测血液、滑膜液、组织及脑脊液中的疏螺旋体 DNA。

莱姆病的治疗首选抗生素疗法，剂量和给药途径取决于疾病的分期和严重程度。二代和三代头孢往往是首选的治疗药物。对于皮肤疾病，口服疗程可达 1 个月，对于播散性疾病，可采用静脉给药方法，但应寻求微生物学专家的建议。除了抗微生物治疗外，局部关节疾病行关节内注射、滑膜切除术或羟氯喹治疗均有良好疗效。

🔑 要点

- 莱姆病发生在蜱虫叮咬之后。
- 症状为皮疹、关节炎和神经阻滞。
- 治疗采用抗菌疗法。

病例 91: 年轻患者皮疹伴腹痛

病史

一名 17 岁的青少年患者，因臀部和腿部快速出现大量皮疹伴严重的腹部痉挛性疼痛被转诊至风湿免疫科。皮疹最开始是扁平状，局部发红并稍微隆起。随后变为深红色至紫色的突起，指压不褪色。腹痛为痉挛性疼痛，与进食无明显相关性。饮食习惯无改变。

检查

一般情况良好，但患者自觉明显不适。脉率 84 次 / 分钟，血压 117/62mmHg。臀部和大腿后侧有隆起的紫癜。右肘关节有轻度滑膜炎表现，但关节无明显异常，其他部位无炎症体征。全腹触诊柔软，未触及腹肌紧张，无压痛及反跳痛。未触及肝脾大，肠鸣音正常。

🔍 辅助检查

尿蛋白 +++，无血尿。

问题

• 紫癜的常见病因有哪些？
• 本病例最可能的诊断是什么？
• 如何确诊？
• 该患者进一步的治疗措施有哪些？

解析

　　紫癜由皮下毛细血管自发性出血形成。少量出血形成瘀点，出血量增多时可形成瘀斑。紫癜鉴别诊断如下。

！ 紫癜原因	
感染	脑膜炎球菌（本病例必须鉴别，因该病具有较高的死亡率）
	感染性心内膜炎
	败血症
血小板减少症	特发性血小板减少性紫癜
	血栓性血小板减少性紫癜
	任何原因引起的骨髓造血衰竭
血管破坏	老年性或类固醇性紫癜
	血管炎（如过敏性紫癜）
凝血障碍	血友病
药物	类固醇和磺胺类等

　　结合可触及的紫癜（特别分布在臀部和腿部伸肌表面）、腹痛、关节炎和肾病等症状，这是过敏性紫癜（Henoch-Schönlein purpura，HSP）的典型表现。HSP是一种任何年龄段均可发病的自限性小血管炎疾病。大部分患者为 2~10 岁儿童，儿童患者的预后较成人好，常在 3~4 个月缓解。该患者腹痛的类型与外科性腹痛非常相似，该类外科性疾病包括肠套叠、肠出血和肠穿孔等。该患者关节炎症状相对较轻，膝关节和踝关节可能受累。儿童肾脏病病情相对较轻，但其临床表现和病情进展程度与预后明显相关。通常大部分患者仅出现较轻的肾小球炎症和镜下血尿，但也可出现新月体性肾小球肾炎同时并发肾病综合征或急性肾衰竭。

　　皮肤活检可确诊，提示白细胞破坏性血管炎伴血管内 IgA 沉积，在肾小球系膜处也可检测到 IgA。

　　根据疾病的严重程度制定治疗方案。病情较轻的病例不必进行特异性治疗。关节炎通常服用 NSAIDs 类药物即可。当出现严重的腹部症状时可加用激素。出现严重肾脏病（肾功能下降严重、高血压、肾病综合征或肾脏活检提示新月体性肾小球肾炎）时，大剂量激素和细胞毒性药物（如环磷酰胺等）可作为一线治疗用药。难治性病例可尝试血浆置换或静脉输注免疫球蛋白。

⚷ 要点

- 患者出现紫癜累及大腿后侧优先考虑 HSP。
- 出现腹痛往往提示预后不佳。
- 该疾病儿童患者症状较轻并常能自发性缓解。

病例 92：年轻女性体重减轻、跛行

病史

一名 24 岁亚裔女性因明显的体重减轻和间歇性发热求诊于全科医师。症状已出现了数周，最近几天开始出现行走困难。患者自述平素体健，但目前最多行走400m 后便出现小腿痉挛性疼痛和疲乏无力，休息后缓解，继续行走后症状反复。

检查

患者一般状况良好。左臂血压测不到，左臂未触及脉搏，左侧锁骨下可闻及明显杂音。对侧正常。右侧股动脉亦可闻及杂音，右下肢脉率小于心率。余未见明显异常。

问题

- 该患者可能的诊断是什么？
- 在转诊前需要做的血液检查有哪些？
- 风湿免疫科医师会要求做什么检查？
- 这种情况该怎么处置？

解析

跛行的病史描述较为详细。患者存在血管功能不全的症状和体征，但由于年龄因素无法直接诊断动脉粥样硬化。但可能的病因是大血管性血管炎，综合考虑其年龄、种族，最可能的诊断是大动脉炎（Takayasu's arteritis）。

大动脉炎是一种闭塞性血管炎，会导致主动脉及其主要分支狭窄。该病的症状和体征主要取决于所累及的血管，上肢的大动脉炎相比髂骨以下的大动脉炎更常见。该病可分为 3 个阶段：

- 无脉前期，该期出现身体不适（发热、体重减轻等）。
- 炎症期，伴血管疼痛和压痛。
- 无脉阶段，伴有缺血性症状。

由于该疾病具有慢性复发和缓解的特性，患者病情无法按预期进展。但患者可能会同时出现 3 个阶段的所有症状。

对于疑似大动脉炎的患者没有特异性的血液检查，但检测到炎症反应升高、慢性病性贫血或血小板增多是有帮助的，因此全血细胞计数和红细胞沉降率（ESR）在转诊前是有必要做的检查项目。风湿免疫科医师可能会要求做血管造影以更好地评估大血管的狭窄情况。尽管磁共振血管造影（MRA）无辐射而更加安全，但 MRA 可能遗漏血管近端和远端的狭窄情况。如果临床检查和动脉造影结果非常典型，则没有必要再做活检。

大动脉炎的治疗主要依靠大剂量的激素和甲氨蝶呤等。激素治疗过程需注意保护骨骼。必要的时候可以加用阿司匹林和降血压药物。在常规疗法无法缓解时可以加用环磷酰胺。在炎症得到控制的情况下行外科分流术或者血管成形术可能有助于改善缺血症状。

🔑 要点

- 大动脉炎主要表现为无脉，血管功能不全的年轻患者无法诊断动脉粥样硬化时要重点排查此病因。
- 血管造影术有助于诊断。
- 患者病情缓解后可行外科手术干预。

病例 93：老年患者面颊肿胀

病史

老年男性，79 岁，因双侧面颊肿胀就诊。平常自觉乏力，有体重减轻及偶发夜间盗汗。有刺激性干咳，但否认呼吸困难和运动耐力的改变。既往有高血压病史，目前正在服用雷米普利。

检查

患者面色略苍白，双侧腮腺肿大，颈部淋巴结肿大。

问题

- 双侧腮腺肿胀可能的病因是什么？
- 病史采集还需要询问哪些症状？
- 体格检查需要重点关注的方面有哪些？
- 初步需要做哪些检测筛查？
- 本病最可能的诊断是什么？

解析

成人双侧面颊肿胀常见的病因如下：

- 干燥综合征。
- 结节病。
- 淋巴瘤。

该患者并没有特异性的症状，但是可以循着一些问题进行鉴别诊断。

干燥综合征患者可能存在干眼症（通常被描述为砂砾感而非眼干）或口干症状。患者陈述不喝水则无法进食饼干和面包。关节痛也是一项症状，但不具有特异性。Schirmer 试验用以评估干眼症状，下眼睑放置干滤纸片如被浸湿则基本不符合干燥综合征诊断。干燥综合征的筛检项目包括类风湿因子、抗核抗体、抗 Ro 和抗 La 抗体。

结节病常见的表现为外周关节炎（如踝关节）、结节性红斑和间质肺疾病引起的呼吸道症状。体格检查常发现淋巴结和肝脾大。诊断结节病需筛查血钙和血管紧张素转化酶水平及胸部 X 线片。

淋巴瘤是最符合症状的疾病之一，其临床表现多样。典型症状包括夜间盗汗和体重减轻。目前检查结果可能仅限于淋巴结和肝脾大。还需要检查免疫球蛋白水平和血清电泳。

该患者没有干燥综合征常见的口眼干燥症状，也没有结节病常见的关节病和皮疹等。干咳或许是结节病相关的肺病引起的，运动耐力未受损或许与服用血管紧张素转化酶抑制剂雷米普利有关。结合患者年龄较大还需要鉴别恶性肿瘤。综合考虑该患者体重减轻、夜晚盗汗、腮腺肿胀和淋巴结肿大等症状，其最可能的诊断是淋巴瘤。

🔑 要点

- 双侧腮腺肿大可能需要考虑干燥综合征、结节病或淋巴瘤。
- 所有这 3 种疾病的表现都可能无特异性，需要逐一直接鉴别。
- 对可能的病因需要做一些相对特异的检查进行鉴别诊断。

病例 94：膝关节肿胀

病史

一名 35 岁女性因左侧膝关节突发性肿大来急诊科就诊。此外，还伴有轻微的关节疼痛。无创伤史，其他关节未见异常。否认炎症性疾病的危险因素，无规律服药史。

检查

除了左膝关节有少量积液、皮温稍高外，其余检查无异常。高级住院医师穿刺抽出血性滑膜积液。

问题

- 鉴别诊断是哪些？
- 最可能的诊断是什么？
- 如何确诊？
- 下一步如何处理？

解析

该患者出现关节血肿。关节内出血最可能的病因如下：

- 创伤。
- 易出血倾向（包括使用过量抗凝药）。
- 结缔组织病（如先天性结缔组织发育不全综合征）。
- 滑膜肿瘤。

患者平素体健，无创伤病史，无结缔组织病的症状和体征，血性滑膜液需要考虑滑膜肿瘤。

最常见的滑膜原发性肿瘤是色素沉着绒毛结节性滑膜炎（PVNS）。PVNS 是滑膜或腱鞘的良性肿瘤（有时也称腱鞘巨细胞瘤），常表现为单一关节或腱鞘中的孤立结节。肿瘤会侵犯周围的骨组织，造成糜烂或者囊肿。

该病常需要借助关节镜、活检和组织学检查等确诊。滑膜组织存在肉眼可见的色素沉着、绒毛增生、复叶和结节。组织学检查可见组织细胞、含铁血黄素细胞和多核巨细胞。此外，该病例可以借助 MRI 检测含铁血黄素结节。

PVNS 需要外科干预，实施关节镜下全滑膜切除术。

⚷ 要点

- 无法解释的关节血肿需要考虑滑膜肿瘤。
- MRI 有助于诊断该病。

病例 95：儿童膝关节肿胀

病史

6 岁女童母亲陈述病史如下：患儿 8 周前开始出现右膝关节肿胀、疼痛。无外伤史，无感染性疾病病史。病史无特殊，患儿疫苗全部按期接种。曾服用 1 个疗程的 NSAIDs 类药物，但收效甚微。

检查

患儿在检查过程中感觉不适。身上无炎症性疾病所致的外周红斑，右膝关节有中量积液、皮温升高，屈曲稍受限。

🔍 辅助检查		
		正常值范围
血红蛋白	14.9g/dl	13.3~17.7g/dl
白细胞计数	$7.4×10^9/L$	$(3.9~10.6)×10^9/L$
血小板	$423×10^9/L$	$(150~440)×10^9/L$
红细胞沉降率	22mm/h	<10mm/h
C 反应蛋白	34mg/L	<5mg/L
类风湿因子	阴性	
抗核抗体	阳性	

问题

- 可能的诊断是什么？
- 该种关节炎如何分类？
- 抗核抗体阳性与本病的相关性如何？
- 下一步如何处理？

解析

　　该患儿属于慢性关节炎急性发作期,该病或可诊断为幼年特发性关节炎(JIA)。JIA 发病率约为 0.1%,广义上分为以下几类:

- 少关节型幼年特发性关节炎 (<5 关节,又可分为持续性和扩展性两个亚型)。
- 多关节型幼年特发性关节炎 (>5 关节,又可分为 RF 阳性和 RF 阴性两种)。
- 全身型幼年特发性关节炎。
- 与附着点炎症相关的幼年特发性关节炎。
- 银屑病性幼年特发性关节炎。
- 未分化的幼年特发性关节炎。

　　JIA 最常见的是少关节型幼年特发性关节炎,最常累及膝关节。尽管最初累及的关节少于 5 个,当病程超过 6 个月后关节炎将会累及超过 5 个关节,这种扩展性关节炎预后较持续性关节炎差。有 20% 的少关节型幼年特发性关节炎患儿会并发前葡萄膜炎,该并发症在抗核抗体阳性的患儿发生率更高,所以有必要做免疫学筛查。因为前葡萄膜炎可能无症状,有必要时要尽早转诊到眼科进行裂隙灯检查。治疗前葡萄膜炎时局部使用激素即可。

　　多关节型幼年特发性关节炎与成年人类风湿关节炎临床表现非常相似,但前者具有两个特征性的表现:①大多数多关节型幼年特发性关节炎患者类风湿因子阴性;②多关节型幼年特发性关节炎可能会累及远端指间关节 (尽管 RF 阳性的患者不会出现此症状)。全身型幼年特发性关节炎与成年人 Still 病鉴别点在于前者存在高热症状、持续时间较短的浅粉红色皮疹、淋巴结肿大、肝脾大和关节炎。附着点炎与 HLA-B27 有关并累及下肢,最常见的部位是足部,骶髂关节炎较成年人少见。儿童银屑病关节炎临床表现与少关节型幼年特发性关节炎相似。

　　幸运的是,儿童更能耐受 NSAIDs 或 DMARDs 药物的毒性。患儿服用 NSAIDs 药物病情未改善,下一步应该在右膝关节内注射激素,复发时可服用甲氨蝶呤。患儿病情较重或者治疗效果不佳时,可以考虑使用依那西普等进行生物治疗,但生物治疗偶可发生眼病等副作用。

⚷ 要点

- 幼年特发性关节炎最常见的类型是少关节型。
- 幼年特发性关节炎患儿抗核抗体阳性与前葡萄膜炎有相关性。
- 儿童较成年人更能耐受 NSAIDs 或 DMARDs 药物的毒性。

病例 96：痤疮、关节痛和胸痛

病史

青年女性，22 岁，因发热、关节痛和胸痛就诊。3 周前出现指间关节和腕关节疼痛并伴有中度晨僵。肌肉疼痛无特异性，患者力量无下降。既往服用 NSAIDs 药物病情有所好转。2 天以来患者出现轻度发热，伴深吸气时剧烈的右侧胸痛。否认呼吸困难、咳嗽等，患者无肺栓塞的危险因素。既往 1 年因痤疮服用过米诺环素。

检查

一般情况良好，呼吸频率正常，氧饱和度正常。体温 37.6℃。关节部位有压痛，无滑膜炎相关证据。右下胸疼痛区域可闻及胸膜摩擦音。余未见明显异常。

由于全科医师怀疑她患上系统性红斑狼疮（SLE），故进行了以下检验。

🔍 辅助检查		
		正常值范围
血红蛋白	13.2g/dl	13.3～17.7g/dl
白细胞计数	7.6×10^9/L	$(3.9～10.6) \times 10^9$/L
血小板	326×10^9/L	$(150～440) \times 10^9$/L
红细胞沉降率	4mm/h	<10mm/h
C 反应蛋白	2mg/L	<5mg/L
肌酸激酶	74U/L	25～195U/L
类风湿因子	阴性	
抗核抗体	阳性 1∶320	
抗组蛋白抗体	阳性	

问题

- 可能的诊断是什么？
- 如何进行下一步处理？

解析

这名年轻女性出现关节痛、浆膜炎、低热等症状。检验结果提示抗核抗体和抗组蛋白抗体阳性，全血细胞计数、炎症标志物和肌酸激酶正常，可基本排除感染、类风湿关节炎、SLE 或炎性肌病等诊断。因患者治疗痤疮服用过米诺环素，药物性狼疮（DIL）成为最可能的诊断。

DIL 临床表现多样，但病情与特发性的 SLE 相比较轻，很少累及肾脏和中枢神经系统。本病例中患者出现发热、肌痛、关节痛、关节炎和胸膜炎等 DIL 典型症状。此外，相当一部分 DIL 患者出现肺部浸润，但这种现象在特发性疾病中相对少见。此外，与 DIL 相比，双颊盘状红斑在 SLE 中更加常见。

DIL 的诊断需依据临床表现、使用的药物和免疫学检查等，并借此鉴别 DIL 和特发性疾病。

! SLE 和 DIL 的免疫学检查		
自身抗体	**特发性 SLE**	**DIL**
抗核抗体	阳性	阳性
抗组蛋白抗体	常见	很常见
抗双链 DNA 抗体	常见	少见
抗 Sm、抗 Ro、抗 La 抗体	常见	少见
低补体血症	常见	少见

引起狼疮样综合征最常见的药物是普鲁卡因胺、肼屈嗪、奎尼丁、异烟肼、甲基多巴、氯丙嗪和米诺环素。研究发现服用米诺环素仅在 15% 的病例中诱导抗组蛋白抗体升高，并且有 3/4 的患者产生阳性 pANCA。

治疗上需停止使用致病性药物，症状会逐渐缓解。有些患者可能会使用一疗程的 NSAIDs 药物，而极少数有严重症状（如胸膜炎）的患者可能需要使用激素。

需要注意的是，抗核抗体可能在症状消失后数月甚至数年仍为阳性，并与临床无关。应尽可能避免再次服用该类药物。

🔑 要点
• DIL 病情相对 SLE 较轻。
• 抗组蛋白抗体与本病具有很强的相关性。
• 该病停药后症状会消失，但抗核抗体阳性会持续数月甚至数年。

病例 97: 狼疮患者呼吸困难

病史

青年男性，38 岁，既往诊断为系统性红斑狼疮（SLE），因进行性呼吸困难入院就诊。SLE 是患者几年前在印度居住时，当地医师根据皮疹、关节痛、溃疡等症状及其血检出现相关抗体升高做出的诊断。当地医师为他开具了相关药物，但患者自述除了服用华法林的短暂时间内一起服用过这些药物外，其他时间均未按医嘱服药。几个月以来，患者行走几米便会出现呼吸困难。狼疮症状也同时加重。否认慢性咳嗽史及传染性疾病史。

检查

该患者面颊有大量皮疹，休息时呼吸急促（呼吸 18 次／分）。室内环境下休息时患者氧饱和度为 92%，在轻微运动后降至 85%。脉率 93 次／分，血压 118/68mmHg。颈静脉搏动（JVP）伴随着收缩末期 v 波增强。三尖瓣区有全收缩期杂音。该患者可触及肝大，双侧膝关节有凹陷性水肿。呼吸系统未见明显异常。

问题

• 主诉呼吸困难需进行哪些鉴别诊断？
• 需要做哪些检查？
• 有哪些治疗选择？

解析

患者有进行性呼吸困难,运动后氧饱和度下降,有右心衰竭症状和三尖瓣反流。拟诊断为肺动脉高压 (PAH)。狼疮患者出现 PAH 的 3 个主要病因:

- 间质性肺疾病。
- 肺血管病变。
- 慢性血栓栓塞。

由于缺少间质性肺疾病的临床特征,考虑到既往服用华法林病史,本病例肺血管病变或为慢性肺栓塞可能性大。

! PAH 需要进行的检查	
动脉血气分析	评估呼吸衰竭
肺功能试验	限制性肺疾病的鉴别诊断
	检测气体交换能力以评价疾病严重程度
胸部 X 线	辅助诊断间质性肺疾病
	血管闭塞性疾病血管树的外周"修剪"
超声心动图	检查三尖瓣反流程度、检测肺动脉压、评价右心室功能
CT-PA	辅助诊断肺慢性血栓栓塞病
HRCT	检查间质性肺疾病(炎症与纤维化改变)
心导管插入术	常规检测右心房心室压
	血管扩张剂评估可逆性

此外,应全面检查并评估患者 SLE 的并发症,如检测抗磷脂抗体等。周围水肿可能是右心衰所致;血压正常,表明其肾脏未受累及。但仍需检查尿液是否有蛋白尿和管型尿。

该患者 PAH 的处置需改善右心衰竭,使用利尿药、地高辛改善心室肌收缩力并终身服用抗凝药。使用血管扩张剂改善肺动脉压的作用来自钙通道阻滞剂、静脉注射前列环素类似物或内皮素受体拮抗剂波生坦。这类患者应转诊到有肺动脉高压治疗经验的专科治疗。

🔑 要点

- 肺动脉高压可作为 SLE 的并发症出现。
- 评估 PAH 严重程度检查项目包括胸部 X 线片、肺功能检测、超声心动图和 CT。
- 诊断 PAH 后应尽早转诊至专科治疗。

病例 98：类风湿关节炎患者贫血伴体重减轻

病史

老年女性，79 岁，既往有类风湿关节炎病史。长期服用甲氨蝶呤治疗，但患者的手指和手腕仍然存在持续但轻微的晨僵和肿胀。常自觉疲乏，食欲缺乏，最近 2 个月体重减轻了几千克。否认吸烟史，偶有饮酒。除了甲氨蝶呤，目前只服用对乙酰氨基酚镇痛。没有其他相关病史，余系统回顾正常。

检查

面色苍白，体重减轻。掌指关节和腕关节有轻度的滑膜炎。余未见明显异常。

🔍 辅助检查

		正常值范围
血红蛋白	8.2g/dl	$13.3\sim17.7$g/dl
平均红细胞体积	78.2fl	$83\sim105$fl
白细胞计数	9.3×10^9/L	$(3.9\sim10.6)\times10^9$/L
血小板	242×10^9/L	$(150\sim440)\times10^9$/L
红细胞沉降率	21mm/h	<10mm/h
C 反应蛋白	24mg/L	<5mg/L

问题

- 类风湿关节炎患者体重减轻最可能的病因是什么？
- 最可能的诊断是什么？
- 需要做的最有意义的检查是什么？

解析

体重减轻在炎症性疾病患者中很常见。需要考虑以下病因：

- 疾病活动期（可能是由于细胞因子水平升高，如 TNF-α）。
- 隐匿感染。
- 恶性肿瘤。

该患者处于未受控制的疾病活动期，但严重的症状和体重急剧下降与轻度滑膜炎和轻度炎症状态表现不对称，所以仍需考虑其他潜在的病因。

全血细胞计数检查提示患者贫血。类风湿关节炎引起贫血的原因如下：

- 慢性病性贫血。
- 药物诱导性贫血（如甲氨蝶呤）。
- 胃肠道失血导致的缺铁性贫血（需考虑 NSAIDs 引起的消化道出血、消化性溃疡或恶性肿瘤）。
- 溶血性贫血。

以上原因常导致正常细胞性或大细胞性贫血，该患者为小细胞性贫血，多与缺铁相关。患者 MCV 减小与目前服用甲氨蝶呤有很大的关系。需要注意的是患者贫血的原因可能与炎症性疾病无关，将新出现的贫血仅仅归因于类风湿关节炎是不可取的。在该患者这个年龄缺铁性贫血的一个常见原因是胃肠道恶性肿瘤，而且体重减轻也可能提示存在隐匿的癌症。本病例需要进行上消化道和下消化道内镜检查，以排查出血的来源是溃疡或肿瘤。

🔑 要点

- 贫血和体重减轻在炎症性疾病中都很常见，可能反映疾病活动性。
- 对于新发现的临床特征或与疾病活动水平不符的症状和体征时，对可能的诊断需要全面思考。
- 本病例需要考虑的其他诊断是隐匿性感染或恶性肿瘤。

病例 99：皮肌炎患者呼吸困难

病史

一名 45 岁的女性因诊断皮肌炎而在风湿科住院。患者非常虚弱（所有近端肌肉肌力为 2/5 级）。入院时接受了静脉注射甲泼尼龙和环磷酰胺治疗。患者每日口服 60mg 泼尼松龙，日常进行骨保护和血栓预防治疗。入院第 10 天，患者肌力没有改善，高级住院医师检查她时发现她出现了急性呼吸困难。

检查

患者疲惫，身体不适，明显的四肢肌病。体温 37.8℃，室内环境下氧饱和度为 88%。脉率 92 次 / 分，血压 125/86mmHg。颈静脉搏动（JVP）无增强，心音正常，无上下肢水肿或深静脉血栓形成的体征。休息时呼吸急促（20 次 / 分），触诊双侧胸壁活动度下降。右侧胸部叩诊浊音，语音震颤增强。咳嗽时闻及轻度爆裂音。

问题

- 呼吸困难的鉴别诊断是什么？
- 需要做哪些检查？
- 下一步如何处理？

解析

严重肌无力的患者出现呼吸困难，主要的鉴别诊断包括：

- 呼吸肌无力导致的通气功能衰竭。
- 肺炎（包括吸入性肺炎，尤其是使用过免疫抑制剂的患者）。
- 间质性肺疾病。
- 缺乏活动导致的肺栓塞。

患者的临床表现（发热和肺炎的症状）需要考虑免疫抑制因素，肺炎是导致病情恶化最可能的原因。感染是该患者的另一个重要问题：呼吸肌无力可能导致肺不张和萎陷，从而增加感染的风险。此外，患者口咽肌也可能受累，会导致误吸。虽然间质性肺疾病发生在 5%～10% 的皮肌炎患者中，但其发病具有隐匿性，表现为吸气末或全吸气相爆裂音，咳嗽时听不清（这种不清楚提示存在上呼吸道分泌物）。患者目前进行血栓预防，减少了肺栓塞的发生率。否认胸膜炎性胸痛和咯血史，JVP 未见异常，但仍需考虑肺血栓栓塞。

需要做的检查包括：

- 动脉血气分析评估呼吸衰竭。
- 血液培养以评估感染。
- 胸部 X 线片检查是否有支气管肺炎、肺萎陷或间质性肺疾病。
- 肺活量测定评估肺活量下降情况。

目前宜静脉注射广谱抗生素，以预防吸入性感染和院内感染（必要时咨询微生物学科）。患者应接受胸部理疗，以帮助清除分泌物，并减少肺叶萎陷的风险。这类患者可能会出现病情迅速恶化，早期请呼吸和重症医学科会诊很有必要。

🔑 要点

- 皮肌炎患者呼吸困难的鉴别诊断包括感染、呼吸衰竭、间质性肺疾病和肺血栓栓塞症。
- 胸部理疗是后续治疗工作的核心部分，应尽早实施。
- 及时请呼吸和重症医学科会诊。

病例 100：哮喘、鼻炎、足部下垂和皮疹

病史

一名 45 岁女性在急诊检查发现其无法抬起右脚。患者就诊前一天晚上自觉身体状况尚可，早上醒来后出现该症状便立即来本院就诊，患者怀疑自己发生了脑卒中事件。既往长期使用吸入性激素和 β 受体激动剂控制哮喘效果不佳，长期使用鼻喷雾剂改善鼻炎症状。无心血管病危险因素。目前无口服药物，否认其他相关的病史或家族史。既往于 4 年前在梅诺卡岛度假 2 周。否认吸烟史，不饮酒。

检查

一般情况尚可，无发热。行走时需将右脚抬得很高，以免脚趾在地板上拖曳。足背屈、外翻无力，足背感觉有所减退。腿部有一个不褪色的皮疹，经询问该皮疹已出现 1 周，无消退的趋势。余未见明显异常。

🔍 辅助检查		
		正常值范围
血红蛋白	14.2g/dl	13.3~17.7g/dl
白细胞计数	9.3×10^9/L	$(3.9 \sim 10.6) \times 10^9$/L
中性粒细胞绝对值	5.0×10^9/L	$(2.0 \sim 7.0) \times 10^9$/L
嗜酸性粒细胞绝对值	1.3×10^9/L	$(0.0 \sim 0.5) \times 10^9$/L
血小板	242×10^9/L	$(150 \sim 440) \times 10^9$/L
红细胞沉降率	45mm/h	<10mm/h
C 反应蛋白	69mg/L	<5mg/L
尿素	5.2mmol/L	2.5~6.7mmol/L
肌酐	92μmol/L	70~120μmol/L

问题

- 可能的诊断是什么？
- 潜在诊断的其他主要临床症状是什么？
- 如何确诊？
- 下一步如何治疗？

解析

患者临床表现符合急性腓总神经麻痹症状，足下垂合并足背感觉缺失。排除创伤性神经损伤后，最可能的诊断是多发性单神经炎。多发性单神经炎最常见的病因是糖尿病和血管炎。患者无糖尿病病史，但有血管炎性皮疹、成年人哮喘、鼻炎和嗜酸性粒细胞增多症。符合条件的诊断是 Churg-Strauss 综合征。

Churg-Strauss 综合征是一种伴有外周血嗜酸性粒细胞增多的中小血管肉芽肿性血管炎。该类患者常有过敏史和以下临床表现：

! Churg-Strauss 综合征主要临床表现	
累及系统	**临床表现**
鼻窦	鼻炎（高达 75%）；鼻窦疼痛和压痛
	鼻息肉
呼吸系统	成年人哮喘
	肺浸润（移位和斑片状）
神经系统	多发性单神经炎
	对称性多发性神经病
心血管系统	心包积液
	心肌病
皮肤	瘀点，紫癜，血管塞致皮下结节
消化系统	疼痛
	血性腹泻
肌肉骨骼系统	关节痛

任何有血管炎（本病例中为按压不褪色皮疹和多发性单神经炎）、成年人哮喘史、鼻炎或鼻息肉病及外周血嗜酸性粒细胞增多症的患者都应考虑这一诊断。大部分患者抗中性粒细胞胞质抗体（pANCA 更具特征性）和 IgE 升高。通过对受累器官（皮肤、神经）的活检来确诊该病。活检常发现坏死性血管炎和小血管外中央嗜酸性小肉芽肿。Churg-Strauss 综合征对糖皮质激素治疗反应良好。本病例神经系统受累是主要特征，推荐大剂量口服泼尼松龙（1mg/kg，最高 60mg/d）或静脉注射甲泼尼龙，同时必须考虑加强骨骼保护。如果无法减少激素用量，可以考虑使用激素助减剂（甲氨蝶呤或硫唑嘌呤）等。环磷酰胺治疗通常适用于那些有生命危险或器官衰竭的疾病。

⚷ 要点

- 多发性单神经炎是系统性血管炎的常见临床表现。
- 任何有血管炎、过敏史和嗜酸性粒细胞增多症的患者都应该考虑 Churg-Strauss 综合征。
- Churg-Strauss 综合征对糖皮质激素治疗反应良好。